U0053638

宮廷走一圈，跟着帝王去養生

李思齊教授、文芊 著

推薦序一

喜歡讀歷史，不知何解，尤其是清代康熙、雍正、乾隆三朝，我特別喜歡研究。二月河的《康熙大帝》、《雍正皇帝》、《乾隆皇帝》是我每次做完一個大項目，身心俱疲，又或者遇上工作上有解不開的難題的時候，必讀一次的書。

信報出版社編輯送我一本《宮廷走一圈，跟着帝王去養生》試讀版，作者是專研中醫藥、宮廷和古人養生方法的李思齊教授，急不及待跟着教授走一轉太和殿，進入御膳房，一睹皇帝平時吃些什麼養生？讀到「乾隆喜歡習書作畫。習書法或作畫時需要運筆，而運筆需要指力、腕力、臂力的協調配合，以及思想意念的高度集中，從而達到身心合一的境界，這不僅可達到靜心、養性、舒氣、健腦、通脈、活血、壯骨、安神等目的，還鍛煉了身體，可謂一舉數得的養生活動」。拍案而起，心想：這本書的理念，跟我的健康資訊平台「健康旦」的理念，不謀而合，絕對可以分享給我的觀眾。

疫情的三年，大家吃盡苦頭，不少平時不太注重自己身體健康的朋友，都開始四處尋找健康資訊，大家終於明白：風平浪靜的日子，好好對待自己，才能夠在風雲色變的時候，保護自己、保護身邊至愛的人。《宮廷走一圈，跟着帝王去養生》，趣味盎然地把歷史和養生結合，而且還經過乾隆皇帝的驗證呢！乾隆壽高89歲，是中國歷代帝王中最長壽第一人，想學他老人家健康長壽的秘訣，還得在此書中偷師。

鄭丹瑞
「健康旦」視頻平台創辦人

推薦序二

「四性五味醫食源，神農藥王着先鞭，
帝王庶民同一夢，健康長壽便神仙。」

以上四句打油詩便概括了本書的精華。

人生在世不過百年光景，看此書便懂得什麼叫做「醫食同源」，什麼叫「養生十三常」。春夏秋冬四季均有一套不一樣的保健養生之道，不時不食，不一定是鮑、參、翅、肚，吃得其法，春筍、秋菊、瑤薑、洗米水一樣可以益壽延年。有時候家中老人家經常說吃什麼東西有益和沒益，但又說不出食物的四性、五味、陰陽調和，本書有了較詳細的闡釋，「一言以敝之」就是開卷有益。

謹綴數語以為序。

容沛光（班哥）
名廚兼飲食界大咖、《班哥有食緣》作者
癸卯初春吉日於觀海聽濤樓

推薦序三

藥食同源兩用養生之道，是中國古人參悟「天人合一」生命觀，配合「陰陽五行」，加上了解藥物「四氣五味」後得出來珍貴無比的實踐與經驗。

然而，傳承了幾千年的珍貴養生瑰寶，懂得應用的大眾卻如鳳毛麟角，原因多端，既有對中藥食用功效認識不足，亦有即使知其作用，卻不諳具體食用方法，以致無法敲開這座寶庫之門，實在極為可惜。

李思齊教授和文芊小姐的大作《宮廷走一圈，跟着帝王去養生》，把原來一般人不易懂的中藥養生食用功效，深入淺出，透過趣味性故事，將其食養作用、食用具體方法説得清清楚楚，實在十分難得。

宋人林洪撰寫的《山家清供》，談及飲食與養生，其中有一味「太守羹」，食材有白莧、紫茄等菜蔬，林洪説出烹製方法後，即補充説「茄、莧皆凝冷，必加毛薑為佳耳」，原因茄莧為涼性之物，須加味辛微溫的薑共食，避免寒利，由此可窺見藥食兩用的實踐智慧，配搭需得宜。《宮廷走一圈，跟着帝王去養生》一書既是藥食養生實踐的應用指南，作者更把中藥的食養之效，在適當地方用現代藥理補充闡釋，益增此書的價值，值得細閱！

陸錦榮

資深傳媒人、《信報月刊》前總編輯

推薦序四

李思齊教授，是學術界裏公認的養生學家，何以言之？

香港中文大學專業進修學院、香港大學中文學會、韓國全南大學東亞研究所、國立台灣大學外文系等，曾分別頒贈「中草藥世家」、「養生泰斗」、「瑤浴傳承」、「中藥世家」等榮譽橫匾，表揚李教授在中醫藥和宮廷養生學上的貢獻。李教授多年來專注上述範疇的研究，為人低調，罕有接受訪問。《信報月刊》年前成功邀到她為中醫藥學術顧問、《信報》亦同邀到她為「中藥世家」的專欄撰稿，實屬讀者之福。

李教授亦是本港著名的三代「中藥世家」傳人，能寫出很多古今名仕之養生秘竅，何解？

這因過去十多年，李教授在香港大學等有多份要職，如香港大學中文學會名譽會長、國際金庸研究會創會會長等，她常有機會接觸到世界頂尖人物、國學大師饒宗頤、武俠小說家金庸等，藉此揣摩他們的養生之道，以及鑽研中國古代帝王養生秘訣。對於這些養生秘聞，李教授貫徹學者固有的嚴謹態度，會先作驗證和修正，才於《信報》和《信報月刊》專欄發表，故其文章極具歷史承傳價值，一直深受各方讚譽。

本書另一作者文芊，學貫中西，專研中西養生學。李教授和文芊不僅研究宮廷養生，也視弘揚中醫養生為己任，常在國際學術研討會上發表養生研究結果，同時不遺餘力扶持後輩，因此，澳門大學中國歷史文化中心和國學大師饒宗頤，曾分別頒發「中國宮廷醫史研究貢獻獎」和「弘揚國粹」橫匾給她們。李教授和文芊把研究多年的心血——宮廷養生竅法輯錄成書，讓讀者恍如走入宮廷跟着帝王學養生，故此書值得推介給各位。

羅燦

ASI Analytics & Media Ltd. 行政總裁

目錄

第三章
烏髮防脫之古今護養

第四章
春夏秋冬四季宜忌

第五章

簡單易行的養生之道

第六章

趣談宮廷珍饈美食

特別加載

中醫藥抗疫新知

第一章

清宮與藥王的養生秘訣

1 長壽皇帝之冠 乾隆「五堅持」

康熙（1654年至1722年）、乾隆（1711年至1799年）創造了「康乾盛世」，這與他們的政治才能不無關係，但這也與他們的健康長壽有很大關係。清朝前後延續了267年，其中僅康熙、乾隆兩朝就維持了121年。乾隆壽高89歲，為中國歷代帝王中的「長壽之冠」，他共有子女27人，其中17個兒子、10個女兒，可謂多子多福，但他的子女卻多數早夭，他的17個兒子中，活到50歲以上的僅有四人。

乾隆兒子多數早夭

死亡年齡	人數	身份
2歲	2	皇七子、皇九子
3歲	2	皇十子、皇十三子

4歲	2	皇十四子、皇十六子
9歲	1	皇二子
20至30歲	5	皇長子、皇三子、皇四子、皇五子、皇十二子
40至50歲	1	皇六子

究竟，乾隆的養生秘訣最重要的是什麼？答案是「五堅持」。

翻查乾隆皇帝臨終前的脈案紀錄，如乾隆六十三年（宮中紀年，實為嘉慶三年）十二月十五日脈案載：「皇上聖脈安和，心氣安寧，今止湯藥。」臨終前兩日（即嘉慶四年正月初一）脈案載：「皇上聖脈安和，惟氣弱脾虛，議用參蓮飲……」這足證明乾隆並無痼疾，似是完全正常的衰老而亡。乾隆能夠如此長壽，古今中外，大多只環繞着乾隆自己提出的「養生口訣」來研究，即「吐納肺腑，活動筋骨，十常四勿，適時進補」，少有人提出乾隆其實是「先能修心，後才養生」的觀點，所以，乾隆長壽之秘，最重要是在其「心」，即其有超出凡人的堅韌意志，能抗拒誘惑、耐住寂寞、控制心魔、頂住壓力等，故使乾隆能終身堅持各種單調的養生習性，不易被酒慾、色慾、財慾、氣慾等所引誘。

堅持詩畫養心

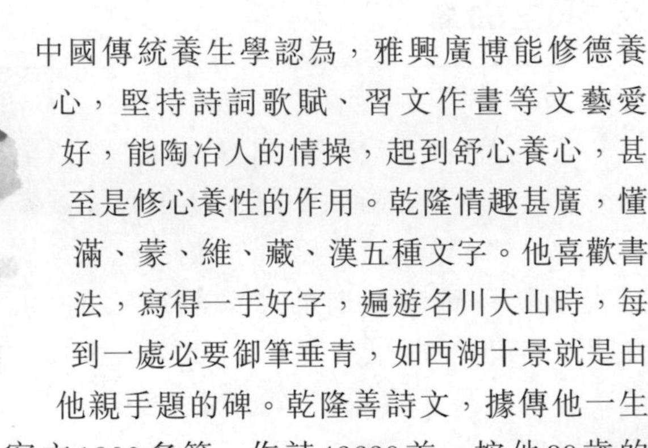

中國傳統養生學認為，雅興廣博能修德養心，堅持詩詞歌賦、習文作畫等文藝愛好，能陶冶人的情操，起到舒心養心，甚至是修心養性的作用。乾隆情趣甚廣，懂滿、蒙、維、藏、漢五種文字。他喜歡書法，寫得一手好字，遍遊名川大山時，每到一處必要御筆垂青，如西湖十景就是由他親手題的碑。乾隆善詩文，據傳他一生寫文1300多篇，作詩43630首，按他89歲的年齡計算，平均每天作詩1.34首，為自古以來有確鑿證據證明的寫詩最多者。

乾隆喜歡習書作畫。習書法或作畫時需要運筆，而運筆需要指力、腕力、臂力的協調配合，以及思想意念的高度集中，從而達到心身合一的境界，這不僅可達到靜心、養性、舒氣、健腦、通脈、活血、壯骨、安神等目的，還鍛煉了身體，可謂一舉數得的養生活動。此外，乾隆還喜歡聽戲、觀燈、看雜技、滑冰等，並演過戲。乾隆愛好多樣，精神生活豐富，這也正符合中醫所強調的「七情（喜、怒、憂、思、悲、恐、驚）之病也，看花解悶，聽曲消愁，有勝於服藥者」的道理。

堅持運動養身

清朝時，皇家具代表性的運動鍛煉是狩獵。乾隆自幼善騎、善射，據《清朝野史大觀》記載，乾隆「最善射，每夏日引見百官畢，即在宮門外較射，秋出塞亦如是，射以三番為率，番必三矢，每發輒中園的，九率中六七。己巳歲十月，偶在大西門前射九關，九中」。這種射箭運動，能使人精神煥發、心情舒暢，同時能增強自信，延緩心理衰老。除射箭外，乾隆還喜歡打獵。據統計，自乾隆六年（1741年）至乾隆六十年（1795年）的54年間，乾隆先後共40次往木蘭圍場舉行秋獮大典，時間跨度之大為清朝之冠。直到乾隆80歲高齡時，還去行圍狩獵。打獵是一種運動鍛煉，對身心大有裨益，在外打獵時，呼吸到負離子含量較高的新鮮空氣（現代城市中，每立方厘米空氣中的負離子含量，市內街區約100至200、都市公園約1000至2000，郊外約5000至50000），加上身體的運動使細胞活性化、全身血液循環加快、供氧增加，並能改善呼吸功能、加強神經系統活動、增強抗病能力、消除疲勞等，且美好的自然環境能使心境開闊、心情舒暢，又是對心理狀態的良好刺激。

乾隆另一個堅持終身的運動項目，就是登山遠足。有學者曾統計過，乾隆在位60年期間共出京遠遊150次，時間累計相加達到驚人的10年，也就是說，乾隆做皇帝的六分一時間是在遊歷遠足中度過的！據史料記載，乾隆曾六次巡遊江南，五次西巡五台山，三次東巡泰山。每次巡遊時間長短不一，多在數月之間。據不完全統計，乾隆登山遠足的範圍，北抵今天的遼寧省和內蒙古自治區，南達浙江省，其間的名山大川，乾隆幾乎都有攀登賞閱。這樣長期的登山遠足，既能夠強筋健骨、暢通經絡、調理氣血、協調陰陽、增強臟腑功能，又是對繁重工作的一個極佳緩解。

乾隆這些愛好，無疑是鍛煉身心、增強體質的好方法，這也符合乾隆養生秘訣中的「吐納肺腑，活動筋骨」要訣。

堅持規律作息

世界衞生組織（World Health Organization, WHO）曾有報告指出，個人健康長壽15%取決於遺傳因素，10%取決於社會因素，8%取決於醫療條件，7%取決於氣候因素，而60%取決於自我保健；如乾隆能如此長壽，就取決於其自己的「堅持」。乾隆25歲登基，數十年堅持一套有序的生活作息習慣，他始終保持早起的習慣，史載：「每晨起必須卯刻（即早晨5

至7時)，若在長夏時天已向明，至冬月才五更盡也。」良好的起居習慣，對乾隆的身心健康起到不可忽視的作用。朝鮮使者也在他們的旅行日記中記載了乾隆的作息時間：「卯時而起，進早膳，然後看檔，召見公卿大臣們討論如何處理，一直到中午。晚膳後還要繼續處理沒看完的公文，或者讀書寫字作詩，一直到睡覺時分。」

乾隆的飲食也十分規律，他堅持每日只進正餐兩次、早點、晚餉各一次。洗漱之後即進早點，正餐分別是早膳和晚膳，早膳時間在卯正之後，晚膳時間在午末（即中午12時至下午2時），而晚餉常在酉時（下午6時左右）。正常情況下，乾隆都是獨自一人安靜地進餐，符合其「食勿言」的養生原則。

堅持飲食有節

俗話說：「王天下者食天下」，乾隆作為帝王，其飲食十分豐富，但乾隆更講究營養均衡、葷素搭配，終身堅持「節飲食」的原則。乾隆總結自身養生經驗時認為：「節飲食，慎起居，實卻病之良方也」、「凡人飲食之類，當各擇其宜於身者，所好之物不可多食」等等，這些觀點和堅持，甚至值得今人學習。

據清宮留傳下來的《膳食檔》記載，乾隆常吃的主食有47種，副食熱鍋類47種、熱菜類59種、湯類七種，肉類中以白肉為主，且乾隆喜吃豆類食物、蔬菜，早晚偏愛麵食、粥類，經常吃雜糧糕點，其中最具特色的是紅薯和豆腐。

◎ **紅薯**

據傳，乾隆晚年患有「老年性便秘症」，太醫們千方百計地選用中草藥治療都難以奏效。某天，乾隆獨自散步時路過御膳房，忽聞一陣甜香撲鼻，誘人食慾。平日吃慣山珍海味、精細糕點的乾隆好奇地循香而去，只見兩個小太監正在津津有味地吃着烤番薯，勾起他的食慾，也品嘗了兩塊。沒想到，乾隆自此吃上癮，三天兩頭命御廚們製作番薯食品換口味，如煮番薯、烤番薯、番薯糕等。説來奇怪，乾隆自從吃了番薯之後，便秘竟不治而癒。

◎ **豆腐**

相傳乾隆微服巡江南之時，一天在屋簷下避雨時又冷又餓，只好求屋主給吃的。屋主熱情招待了他，做了菠菜煎豆腐和魚頭豆腐，乾隆一嘗便覺鮮味異常，十分滿意。那頓豆腐餐讓乾隆印象深刻，於是回到紫禁城後便經常讓御膳房做有豆腐的佳餚。中醫認為豆腐性味甘涼，能益氣和中，有生津潤燥、清熱解毒等功效。現代科學研究分析，豆腐中不但含有豐富的蛋白質和八種人體必須的氨基酸，還含有大量的維他命和礦物質。乾隆不僅喜食豆腐，對豆製品食物都有特殊的嗜好。從乾隆四十四年（1779年）《駕行熱河哨鹿節次膳底檔》可看到，乾隆幾乎每餐都有豆腐或豆製品，且餐餐不同樣。

堅持未病先防

《黃帝內經》載：「上醫治未病，中醫治欲病，下醫治已病。」乾隆就深知此理，一生堅持未病先防。研究清宮醫案的專家們認為，乾隆帝的長壽與其堅持服用適量的抗衰老藥方也有關。乾隆經常的服用補益藥方有：龜齡集、龜齡湯、松齡太平春酒方、椿齡益壽藥酒方、健脾滋腎壯元方、秘傳固本仙方等。據《乾隆醫案》記載，乾隆最喜歡的養生藥酒為龜齡集和松齡太平春酒，主要由補脾腎、益氣血為主的中草藥製成。據《清宮醫案研究》載，乾隆皇帝「不可一日不服龜齡集」，並將之奉為御用六大補品之首。

龜齡集以龜齡作方名，取龜鶴長壽、可增壽之意，是明清兩代18位帝王享用的「御用聖藥」，具有溫腎助陽、填精補血的功效。乾隆帝所用《龜齡集方》中「共三十三種藥。人參、鹿茸、海馬、丁香、天冬……將上藥為末，製成紫色為度。每服五厘，黃酒送下。渾身燥熱，百竅通和，丹田微暖，痿陽立興」。乾隆皇帝相信此秘方之奇效，每日依方服用。乾隆注重進補，但適時適當、而不亂補，這也符合其「適時進補」的養生原則。

2 清宮飲食「三原則」

清宮年夜飯並不像一般人所想像的那樣奢華，據清宮膳食檔案載，乾隆四十九年預備年夜飯所用物料清單為：豬肉65斤、肥鴨一隻、肥雞三隻、豬肘子三個、豬肚兩個、小肚子八個、膳子15根、野豬肉25斤、關東鵝五隻、羊肉20斤、鹿肉15斤、野雞六隻、魚20斤、鹿尾四條、大小豬腸三根；大菜之外還有麵食、鴨子餡包子、米麵點心等小吃。由這菜單可以看出，清宮年夜飯雖説豐盛卻也簡單，能總結為簡單化、定量化和雜糧化，這三個原則可作為讀者春節或日常飲食堅持的原則，合理安排膳食，對健康極為有利。

1. 簡單化

清宮飲食烹調有以下三個原則，這就使得清宮飲食既健康又富營養：

i. 不許任意搭配；
ii. 必須保持食材的原味；

iii. 調料單一，不允許亂用。

現代人常食用烹飪複雜、加工精細、多化學調料的食物，其實並不健康。另外，許多人把飯後的點心，如春卷、奶黃包、蛋黃酥、奶油蛋糕等作為主食，這其實是種誤解，實際上，這類製作精細和營養豐富的食物含脂肪熱量較高，多吃對健康並無益處，且還可能導致體重增加。春節的飲食，基本都可滿足人體的需求，故主食應以簡單健康的食物為主，而非加工精細的點心。

2. 定量化

在清朝，「菜不過三口」是老祖宗定下來的家法。清朝皇帝吃飯時不能說話，侍膳太監也絕不能獻殷勤勸菜，皇帝要吃什麼菜，全憑侍膳太監的眼力，例如皇帝眼睛瞧哪個菜，侍膳太監就趕緊將其端到皇帝面前。皇帝吃那道菜若吃了三口，站在一邊執法太監就立即高喊「撤」，即使皇帝再想吃同一道菜，也必須立即撤下去；這麼做，一是怕人下毒（即使有毒，吃得少中毒也不深），二是怕人知道皇帝愛吃什麼，有人投其所好邀功。「菜不過三口」對於飲食豐富的年夜飯也極為適用，年夜飯的品種那麼多，每樣吃三口已可吃飽，既營養均衡，又不至於暴飲暴食引發各種問題，故年夜飯，甚至日常飲食均宜定量化，以免暴飲暴食，不利健康。

3. 雜糧化

清宮的飲食無論是大宴，還是日常飲食，都不缺雜糧，如上述食單中的包子、米麵點心等。雜糧是人體獲得維他命和膳食纖維最方便最重要的來源，多食雜糧，如蕎麥、燕麥、綠豆、大麥、蠶豆、豌豆等，可對春節期間的飲食起到很好的補充作用。據聯合國糧農組織稱，健康人的飲食中，每天應有30至50克的纖維，即50至100克的雜糧，食多對人體也無益。

3 「十常四勿」乾隆主張食勿言

乾隆是中國歷代帝王中壽命最長者，享壽89歲，他對自己能夠長壽十分得意，自號「十全老人」、「古稀天子」等。據史載，乾隆在「七旬萬壽」時，特撰《古稀説》，刻「古稀天子之寶」及「五福五代堂，古稀天子寶」印章，以誌慶賀。80歲時，又鐫「八徵耄念之寶」印。

據記載，乾隆暮年仍身康體健，一生未用眼鏡，去世前兩年還能外出狩獵，臨終前尚能寫字讀書，難怪當年英國大使馬戛爾尼（Earl George Macartney, 1737年至1806年）晉見乾隆後，在其日記中寫道：「觀其風神，年雖八十三歲，望之如六十許人，精神矍鑠，可以凌駕少年。飲食之際，秩序規制，極其嚴肅，殊堪驚異。」可謂對乾隆老而強健的生動寫照。

乾隆堅持「十常四勿」養生法，「十常」即：齒常叩，津常咽，目常運，鼻常揉，腿常運，面常擦，足常摩，腹常旋，腰常伸，肛常提。「四勿」，即「食勿言、臥勿語、飲勿醉、色勿迷」。

其中，「食勿言」，即飲食時不說話，這符合中醫飲食養生所提倡的「食宜專致」原則，即進食時要把注意力集中到飲食上，這既可品嘗感受食物的味道，又有助於消化，還可有意識地合理搭配進食，並能增進食慾。若進食時不停說話或思慮事情，易不知不覺間吃多了，或影響消化。

專心進食助吸收

「食勿言」還具有深刻的生物學意義。眾所周知，食物是通過口腔咀嚼，然後進入食道，其實，人體咽部的下方有兩條通道，即食道和氣管，它們的入口處基本處於同一水平面，中間由一個隔肌分開，在咽的下方、氣管的始端有個名叫「會厭軟骨」的結構，在神經的支配下，會厭軟骨會根據人的呼吸和吞嚥動作來進行適當的調整，使食物準確地進入食道、空氣準確地進入氣管。在吞嚥食物時，口腔及咽部會進行一系列複雜且微小的動作，以保障食物能順利進入食道，但是，吃飯時如果同時不停地說話、吵嚷或大笑，就可能干擾上述的一系列微小動作，最主要是會厭軟骨的開與閉會發生紊亂，可能致使食物誤入氣管（因氣管的直徑比食道大），引起劇烈咳嗽，甚至窒息等。

此外，吃飯時高談闊論，常會在食物沒有被充分咀嚼時吞嚥，這將增加胃腸的負擔，導致消化不良或造成胃腸損傷，長期如此，可引起胃痛和慢性胃腸病。食物得不到充分咀嚼，也不利於營養的吸收，有實驗發現，專心進食者對蛋白質的吸收率達85%，對脂肪的吸收率達83%，而狼吞虎咽等不專心進食者，蛋白質只能被吸收75%，脂肪吸收率僅有71%。

4 臥勿語
食補不如睡補

「食不言，寢不語」是很多華人的家訓。這老話是怎來的？字面上理解，是指在進食和就寢時不宜多話，但這話起初原非中醫養生法則，而是出自孔子，見於《論語．鄉黨篇》，唐代「藥王」孫思邈極贊同這個觀點，在其著作《備急千金要方》中指：「食上不得語，語而食者，常患胸背痛；亦不用寢臥多言笑。寢不得語言者，言五藏如鐘磬，不懸則不發聲。」給了「食不言，寢不語」這家喻戶曉的古訓，一個中醫學專業上的肯定。

中醫認為，睡眠是由於人體陰陽之氣隨晝夜而變化，夜半「陽氣盡，陰氣盛，則目瞑」，即人因「陽入於陰」而入寐。若睡前說太多話，甚至引致情緒有波動不安等，則神動而躁，致氣機紊亂，陽不入於陰，會影響入睡，故入睡前應少說話，也不宜過度看書、思考事情、做劇烈運動或吃東西等。

寢不語即乾隆「四勿」養生法則中的「臥勿語」。睡眠是大腦的一種自我保護措施和機體新陳代謝不可缺少的組成部分，如果沒有睡眠，大腦細胞就會在疲憊中死亡，肌肉、骨骼就會在強直狀態下斷裂，呼吸、心跳就會在無休止運動中停止，生命也就不復存在了，所以說，良好的睡眠習慣是人體養生不可缺少的。當機體出現疲勞感，精神活動開始減弱，寒冷感產生，甚至呵欠連連時便表示需要睡覺了，此時是睡眠的最佳時機，但若在該睡覺的時候還不停說話、討論等，就會打亂大腦的「興奮——抑制」節律，把經過興奮逐漸轉換來的抑制，再轉換為新的興奮，把睡意趕跑，造成整個機體生物鐘的紊亂，直接影響到睡眠質素，進而影響到身體機能健康。

能眠者能食能長生

「藥補不如食補，食補不如睡補」，可見睡覺才是「天下第一大補」。如以每天睡眠八個小時作算，人一生的三分一時間皆在床上度過，故懂得睡眠養生極重要！如壽高百歲的張學良老先生被問到養生之道時，如此回答：「我並沒有特殊的養生之道，只是我能睡、會睡罷了。」這話與中醫的養生法則不謀而合，因中醫強調「眠食二者為養生之要務」，「能眠者，能食，能長生」。

依我個人觀察，很多百歲老人，皆有一個共同特點，便是「亥時睡」，亥時，即晚上9時至11時之間，稱為「人定」時分，人定即人靜，傳統中醫認為亥時三焦經旺，三焦通百脈，長期不通便會生病；人們如能習慣在亥時睡眠，則人體百脈可好好休養生息，對健康和對美容極為有益，但現實常相反，很多都市人過了亥時還未入睡，常錯過了每天養生和美容的最佳時機。

5 飲勿醉、色勿迷 凡事適度最重要

「飲勿醉」指飲酒要適量，免酒傷身。古人認為「酒有大熱、大毒」、「若醉飲過度，毒氣攻心，穿腸腐脅」、「熱飲傷肺、冷飲傷脾、多飲傷胃」等。乾隆貴為天子，富甲天下，但他飲食有節，從不暴飲暴食，不舉行夜宴，從不醉酒，這也是其健康長壽的重要原因之一。

現代醫學研究證明，過量飲酒會對機體健康產生多方面、多系統的影響，如可能導致酒精性肝病、酒精性胰腺炎、酒精性心肌炎及中樞神經系統病變等多種疾病。過量飲酒的影響主要有：

◎ 所引起的肝臟疾病為各病之首，因正常情況飲酒後，酒液中80%的乙醇被十二指腸及空腸吸收，其餘由胃吸收，經血液輸送到肝和其他組織，其中90%以上的乙醇都在肝代謝。過量飲酒可能導致體內營養物質代謝障礙，衰敗排毒功能，造成肝中毒。長期飲酒者大多都患有肝腫大、脂肪肝等症。

◎ 損傷胃、腸功能。酒本身的毒素會構成對胃的損傷，還會減低腸胃消化功能，並可能導致胃黏膜急性糜爛出血，引起胃潰瘍、十二指腸潰瘍等，使腸胃腎器官早衰病變。

◎ 刺激大腦，引起腦神經麻醉，理智減退，自我行為完全不能控制，甚至會給腦血管留下隱患。

◎ 酒中的乙醇會對心臟產生明顯的抑制和急性負性肌力作用(減弱收縮力)，若長期大量飲酒，可能引起心臟收縮功能降低，故過量飲酒是中風、凝血機制障礙、心律失常、冠心病、休克等疾病的發病誘因。

常酗酒陽痿性慾失

◎ 是引發胰腺炎的一個重要因素，一般認為，酒精誘發胰腺炎，與胰腺過度分泌、胰管內蛋白栓的形成、十二指腸乳頭水腫、胰腺水腫和胰管通透性增加等因素有關。在發達國家，慢性胰腺炎常見於長期飲酒及有高蛋白飲食習慣的群體，高蛋白飲食與酒精協同可導致慢性胰腺炎的發生和發展。

◎ 常酗酒，陽痿性慾失。長期過量飲酒可致男性睾丸萎縮、陽痿、性慾喪失，還可使精子生成障礙，促黃體生成激素（Luteinizing Hormone, LH）分泌增多。酒中的乙醇可以直接作用於睾丸間質細胞，使間質細胞合成和分泌雄性激素濃度的能力下降，從而使血清中雄性激素濃度降低。乙醇的這種毒性作用影響了「下丘腦——垂體——性腺軸」的調節作用，致使血清內黃體生成素、卵泡刺激素濃度降低。

中國古代皇帝有兩大心理和生理渴求：長壽和享受女色。又因其擁有特殊權力，後宮美女眾多，許多帝王欲幸遍後宮美色，喜歡服食「春藥」，也常醉酒，故帝王多短命，雖死因多多，但不少都與過量服食性藥有直接關係；而古代縱慾無度且死於「春藥」的皇帝如下：漢成帝劉驁44歲卒、南朝齊明帝蕭鸞47歲卒、唐高宗李治55歲卒、唐宣宗李忱48歲卒、明武宗朱厚照30歲卒等。

6 藥王孫思邈「養生十三常」

「藥王」孫思邈乃唐代著名醫藥學家，又是古代有名的老壽星，其實，孫思邈幼年時身體不好，因尋醫問藥把家中積蓄都花光。孫思邈注重養生，他留下的「養生十三常」至今被世人所傳承。

1. 髮常梳

手掌互搓36次，令掌心發熱，然後十指向後，由前額開始用手梳頭髮，經後腦至頸部。早晚做十次。經常做這個動作，可明目、防止頭痛、耳鳴、白髮和脫髮。

2. 目常運

合眼，然後用力睜開眼，眼珠順時針方向轉圈，再合眼，然後用力睜開眼，眼珠逆時針方向轉圈。重複三次。這動作可強化眼睛功能，對眼疾及近視有調節作用。

3. 齒常叩

口微微合上，上下排牙齒互叩，毋須太用力，但須發出聲響，輕輕鬆鬆慢慢叩36次。這動作可疏通上下顎經絡，有助於保持頭腦清醒，加強腸胃吸收功能，防止蛀牙和牙骨退化。

4. 漱玉津

玉津即口水。口微微閉合，舌頭從門齒中間開始，沿左、下、右、上方向慢慢轉動，一共轉12圈，然後將口水吞下去；之後舌頭沿反方向做一次。常做這動作可強健腸胃，延年益壽。

5. 耳常鼓

掌掩雙耳，用力向內壓，然後放手，有「噗」的一聲。重複做十次。這動作每天臨睡前做，可增強記憶和聽覺。

6. 面常擦

一是雙手互搓36次後，用兩手心上下敷面；二是兩手搓熱後，雙手同時按摩面部。常做可使臉色紅潤有光澤，且可減少皺紋。

7. 頭常搖

雙手叉腰，閉目，垂下頭，緩緩向右扭動，直至恢復原位為一次，共做六次。反方向重複。這動作常做可令頭腦靈活，防止頸椎增生。切記要慢慢做，否則會頭暈。

8. 腰常擺

身體和雙手有韻律地擺動。當身體扭向左時，右手在前，左手在後，在前的右手輕輕拍打小腹，在後的左手輕輕拍打「命門」穴位。反方向重複。每次最少做50次。這動作可強化腸胃，固腎氣，防止消化不良、胃痛、腰痛。

命門穴

9. 腹常揉

雙手互搓36次，搓熱後雙手交叉，圍繞肚臍順時針方向揉。揉的範圍要由小到大。重複揉9至36圈。這動作可助消化和吸收，消除腹部鼓脹。

10. 攝谷道

吸氣時提肛，即將肛門的肌肉收緊，閉氣，維持數秒，直至不能忍受，然後呼氣放鬆。無論何時都可練習，最好是每天早晚各做20至30次。這個動作即乾隆皇帝最得意的養生功法「肛常提」。

11. 膝常扭

雙腳並排，膝部緊貼，微微下蹲，雙手按膝，向左右扭動，各做20次。這動作可強化膝關節。要益壽延年，要由雙腳做起。

12. 步常散

輕鬆地散步時，最好心無雜念。若方便還可練一下八卦走轉註1。據聯合國衞生組織權威資料顯示，散步是對健康長壽有很大益處的一種運動。

湧泉穴

13. 腳常搓

一是右手搓左腳，左手搓右腳。由腳跟向上至腳趾，再向下搓回腳跟為一次，共做36次；二是兩手大拇指輪流搓腳心湧泉穴共100次。常做這兩個動作可治失眠，降血壓，消除頭痛。由於腳底集中全身器官的反射區，故常搓腳可強化身體各器官，十分有益。

註1：源於八卦拳，簡單而言是以八至十步、左右腳交替走完一個直徑1米至1.2米的圓。

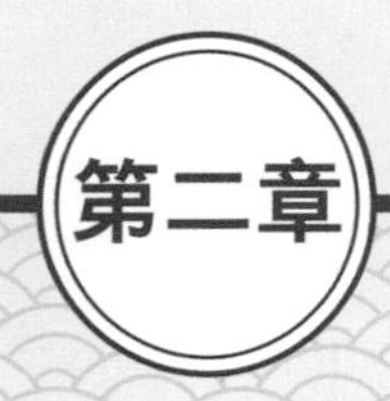

第二章

女為悅己者容

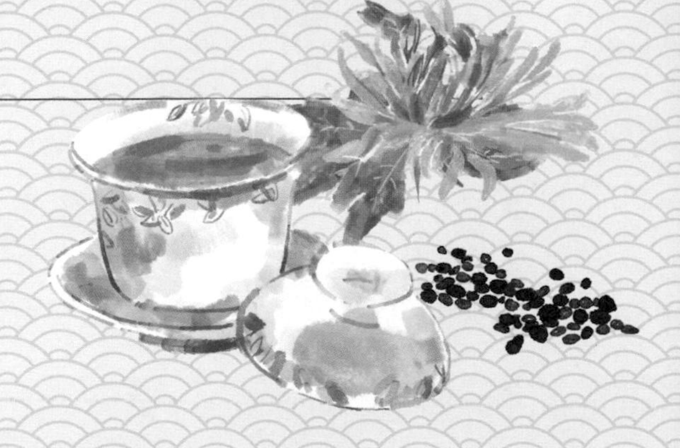

1 慈禧駐顏秘方——人乳、珍珠粉、人參

慈禧太后曾說過：「一個女人如果不知道打扮自己，那她就失去了做女人的資格和意義。」作為晚清實際統治者，慈禧對美容和養生的熱中，幾乎到了瘋狂的程度。總結慈禧的美容養生方法主要為：

◎ 雞蛋清敷臉
◎ 溫雞蛋熨臉
◎ 飲山楂茶
◎ 吃鮮花、銀耳、燕窩、珍珠粉
◎ 春、秋、冬用玫瑰露擦臉擦身
◎ 夏用耐冬花露灑身
◎ 子午睡
◎ 菊花汁泡腳
◎ 木瓜湯洗浴
◎ 噙化人參
◎ 飲人乳
◎ 聽淫戲

人乳益氣養血、補腎健脾

慈禧堅信，人乳是最有駐顏奇效的。慈禧從20餘歲開始，每天早上都要喝人乳、用人乳洗臉，每天還有五個乳母擠奶給她擦身。女官德齡在《御香縹緲錄》中載：「瞧着伊（慈禧）把那麼一杯人乳喝下了肚去，竟以為太后是個善於害人的老妖怪」，但是「老妖怪」並不老，「伊（慈禧）的身段還是非常美妙的，肉色又出奇的鮮嫩，白得毫無半些疤瘢，看去又是十分的柔滑。像這樣的一個軀體，尋常只有一般二十歲左右少女才能有此；不料此刻我卻在一位老太太的身上看到，真不可謂非奇迹了！」

慈禧所選的乳母必須滿足五個條件：

1. 要選自滿族，是真正的旗丁之妻；

2. 要詳細查看產婦的新生孩子，並送交敬事房查驗；

3. 由年紀大的女傭仔細檢查，選奶水充足的入宮再行驗選；

4. 入選者，選擇體型良好、相貌端莊、身體乾淨、奶水充盈之人；

5. 年齡在15至20歲之間，特別好的可以在30歲左右。

飲人乳養生，在中國自古就有。人乳又稱奶汁，古人稱其為「仙家酒」，以喻其養生作用。

嗜人乳如命的，史上不乏其人。據《史記·張丞相列傳》記載，跟劉邦打江山，後貴為西漢丞相的張蒼，因晚年牙齒全脱，便養乳母一百多人，取其乳汁，每餐以此為食，據載，張蒼皮膚嫩白細膩，活到一百多歲，成為史上最長壽的丞相。慈禧最想防範的、擁有一妻十五妾的直隸總督兼北洋大臣袁世凱也愛人乳，他專挑年輕貌美的乳母給他餵乳。

中醫認為，人乳性味甘、溫，入心、肝、脾、胃經，有益氣養血、補腎健脾之功效，並指人乳陰血化生，營養極其豐富，且易於吸收，故自古就被視為養生佳品。《名醫別錄》指出，人乳「補五臟，令人肥白悦澤」；清代的《隨息居飲食譜》稱其：「補心血、充液、化氣、生肌、安神、益智、長筋骨、利機關、壯胃養脾、聰耳明目。」現代研究分析，常乳（成熟乳，即產後21天以後，母體所產生的人乳）中，水相佔總體積的87%左右，其中有蛋白質、非蛋白氮、乳糖、水溶性維他命，以及一些鹽類和微量元素。脂相約佔6%左右，包括脂肪球、脂肪球膜、三酸甘油脂、脂溶性維他命及其他脂質。另據測，每滴人乳中含有50000個巨噬細胞、5000個淋巴細胞和A淋巴細胞，這些細胞進入胃腸後，能殺滅病菌和寄生蟲，進而提高身體免疫力。

珍珠粉清肝明目、寧心安神

慈禧除了對人乳情有獨鍾外，她還堅持內服和外敷珍珠粉幾十年，也經常敷珍珠膏（由上品珍珠研成粉末，用雞蛋清調勻）。她在每早梳妝時，會在面龐、脖子和手臂上，撲上一層珍珠粉；每隔十天，她會服用一次珍珠粉。她堅信，內服珍珠粉，可使皮膚白嫩、柔軟、光滑而富有彈性。慈禧在選用珍珠時，還認為陳舊的珍珠和打了孔的珍珠，都不能研磨成珍珠粉：陳舊的珍珠已發黃，即所謂「人老珠黃」，失去了美容價值，而打了孔的珍珠已破了相，亦不能用於美容。

據《本草綱目》記載，珍珠「味鹹甘，寒，無毒」，「珍珠塗面，令人潤澤顏色好。塗手足，去皮膚逆臚，能化面去黯，令光澤潔白」。中醫認為，珍珠粉具有平肝潛陽、清肝明目、延年益壽、寧心安神、美容養顏的功效。現代科研分析，珍珠含有谷氨酸（Glutamic Acid）、甘氨酸（Glycine）等17種氨基酸，30多種微量元素，以及豐富的維他命、肽類。服用珍珠的六大作用包括：

1. 可清除血液中的過氧化脂質（導致人體衰老的物質），起到抗衰老的作用。

2. 微量元素錳、銅、鐵、硒等，可有效袪除黃褐斑、色素斑、雀斑等。

3. 可增強人體內的超氧化物歧化酶（Superoxide Dismutase, SOD）的活性，消除皮膚皺紋，令全身肌膚白皙光滑。

4. 含有的微量元素硒（Selenium），可刺激性激素的分泌，增強性功能。

5. 含有大量的活性鈣，可有效防治骨質疏鬆、牙齒鬆動等。

6. 珍珠入心經，鎮心安神，提高睡眠品質，還有助心臟病的治療。

其實，早在四千多年以前，埃及貴婦就用珍珠粉調牛奶塗擦身體，潤膚美白。京劇大師梅蘭芳也有食用珍珠粉的習慣，年過六旬仍可扮演妙齡少女。慈禧在食用珍珠粉的過程中，還總結出一套成功的經驗：「定期、定量、長期服用」。她認為，臨睡前服用效果最好。由於人體皮膚上的毛孔對珍珠粉中的微量元素和氨基酸等有效成份具有一定的吸收能力，因此珍珠粉外用，可使其有效成份直接作用於皮膚，起到美容的作用，故珍珠粉也可塗面，塗抹前，先用溫水洗臉洗澡，塗抹後，做適量運動，加速血液循環，促進吸收。

珍珠中的鹼性磷酸鹽（Phosphate），有增加人體表皮細胞活力的作用，對防止細胞衰老，有獨特的效果。珍珠粉的美容功效確實值得推崇，但是，也要注意以下事項：

◎ 珍珠性涼，寒性體質、女性月經期間、孕婦、過敏體質者，不宜服用。

◎ 珍珠粉不宜與草酸類食物（如菠菜）同食，以免引起結石。

◎ 珍珠內服外敷必須為極細粉末，否則可能對人體產生損害。

◎ 現磨珍珠粉，未經消毒殺菌處理，應選取有品質保證的，否則有害無益。

◎ 由於市面上的珍珠粉不一而足，可先諮詢中醫師，並按產品說明食用。

人參乃百補之王

人乳和珍珠粉之外，慈禧的另一個美容法寶是人參。據《慈禧太后進藥底簿》記載：「自（光緒）二十六年十一月二十三日起，至二十七年九月二十八日止，計三百三十一天，共用噙化人參貳斤壹両壹錢。八月皇太后（慈禧）每日噙化人參一錢（約3克）」。

自古以來，人參（即中國東北野山參）就有「百草之王」的美譽。據《本草綱目》記載：「人參，味甘微苦，性溫，入脾、肺經」，「治男婦一切虛症」。中醫認為，人參具有大補元氣、補脾益肺、生津止渴、安神益智等功效，被譽為「百補之王」。人參有大量人參甙、人參醇、人參酸，以及人參多醣、單醣、多肽、氨基酸、蛋白質、酶、有機酸、生物鹼、揮發油、微量元素等，在美容方面，有以下奇效：

◎ 人參中含有的人參皂苷、人參三醇等，能促進皮膚的血液循環，補充皮膚表層營養，延緩皮膚衰老，因此，人參有「長生不老藥」之稱。

◎ 人參中的礦物質能防止皮膚脱水和硬化起皺，增加皮膚彈性，祛除皺紋，令人終身不老。

◎ 人參的活性物質，可以淡化皮膚色素，美白祛斑，使皮膚如少女般潔白光滑。

◎ 人參內活性成份人參皂苷Rb1（Ginsenoside Rb1）能透過激發細胞內荷爾蒙受體族群，直接誘發人體皮膚細胞的骨膠原蛋白合成。

在中醫學界，有「人參殺人無過」的說法，因此，食用人參，宜先諮詢中醫師，注意以下禁忌：

◎ 人參不可濫用，多食會出現胸悶、腹脹、食慾不振等症。

◎ 服參之後，忌食蘿蔔等，忌飲茶。

◎ 煎、燉人參時，忌用五金炊具。

◎ 冠心病、高血壓、腦血管硬化、糖尿病、脈管炎患者，慎服人參。

◎ 失眠、煩躁者，不宜服用。

◎ 強烈過敏體質者，不宜服用。

◎ 嬰幼兒不宜服。

◎ 空腹不宜服用。

現代人工栽培技術的發展，使人參由奢侈品變為普通消費品，有興趣的讀者可以學習慈禧噙化人參，只要將人參切成薄片，分數次放入口中，緩緩噙化嚥下，或者將兩至三片人參放入口中細嚼，生津提神，甘涼可口。每日用量，視個人體質而定，一般為1至1.5克。人參也可作茶飲用，待茶味消失，將人參渣嚼食。

人參對中樞神經，有先興奮後抑制的作用，服用人參，以早晨、上午和中午為宜，白天振作精神，晚上睡眠良好，晚上服用會影響睡眠。另外，夏季炎熱，不宜服用人參，可將適量人參熬成湯汁，放入冰箱保存，每日洗臉時，在洗臉水中加入少量人參汁，每日洗一至兩次，也有養顏奇效。

人參外用，能夠刺激局部毛細血管，使之擴張，促進血液循環和新陳代謝，從而達到潤肌滑膚的美容效果，並通過皮膚的滲透吸收，作用於內臟，增強臟腑功能，從而起到補養保健作用，這對肌膚美容也能起到一定的作用。

2 玉容散 主治面黃黑斑

電視熱播劇《末代御醫》中的慈禧太后，即使國難當前，也以個人利益為先，其在養生、美容方面，也是如此，只要對其有利，即使是人乳、鳥糞，她也不顧一切，以個人容貌為先。慈禧的美容秘方「玉容散」中，便有三味中藥用的是鳥糞便。

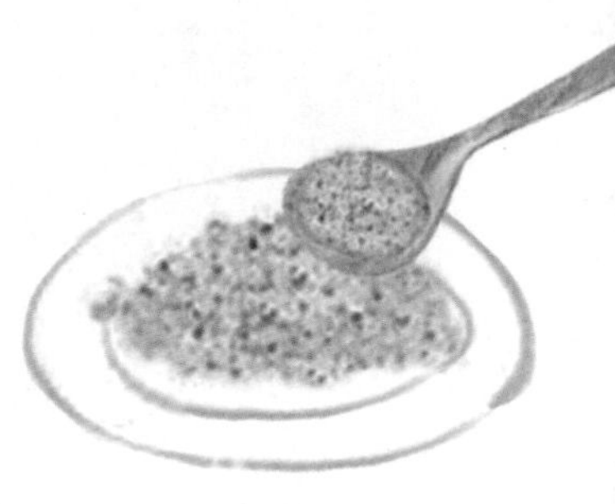

清斑祛黃玉容散

據《慈禧光緒醫方選議》載，慈禧53歲時，其面部肌膚變得粗糙發黃，並出現大片黑斑，這讓愛美如狂的慈禧大為着急，急召御醫為其調治。御醫李德昌和王永隆經過診治之後又反覆研究，終於為慈禧擬出一個絕世妙方——玉容散：

【材料】 白芷1両5錢、白牽牛5錢、防風3錢、甘松3錢、白細辛3錢、山柰1両、白蓮蕊1両、檀香5錢、白僵蠶1両、白芨3錢、白蘞3錢、團粉2両、白附子1両、白丁香1両、鷹條白1両、鴿條白1両。

【用法】御醫所推薦的用法為：共研極細末，每次用少許，放手心內，以水調濃，搽搓面上，良久再用水洗淨，一日共二至三次。

依我研究玉容散逾十年，這方中的白丁香、鷹條白、鴿條白即是麻雀糞、鷹糞和鴿糞中的白色物質。其實，以慈禧之聰明機智，想要蒙騙她幾乎是不可能的，據載，她曾說過：「中藥都是用草根樹皮做成的，我能從書上明明白白的查出什麼病吃什麼藥，也知道御醫開的方子對不對。」故御醫讓慈禧往臉上塗鳥糞，絕對不是糊弄慈禧。在古代，許多動物的糞便都是相當名貴，療效極佳的中藥材，如醫聖張仲景在《金匱要略》中收錄了51種入藥的糞便，涉及到了包括人在內的32種動物。慈禧所用的三種鳥糞，在古代也是專門用來美容的，據稱，有助美白嫩膚、消炎祛痘，幫助皮膚恢復天然的生氣。據載，慈禧用過玉容散之後，皮膚轉為嫩白，可見這玉容散之神效，據研究證實，該方確實有助改善皮膚代謝，促進血液循環，可延緩皮膚老化、抗衰防皺等，並有助防治濕疹、汗斑、粉刺、雀斑等。

在內地民間，至今仍有「鳥糞美容」的風俗，如青海某些地區的婦女，在冬天撿鳥糞，然後與童尿混合，攪拌成如洗面奶的糊狀，臨睡前均勻塗抹在臉部和手上，天亮後用水清洗即可。若有要用玉容散者，可將以上方中各種中藥，研成細末，裝入密封瓶子內備用。每次使用時，先用溫水淨面，然後取約20克玉容散細末，用涼開水調勻，敷在面上，待其乾後洗去即可。

注意

1. 由於上述藥物專業，故使用者宜先諮詢中醫師是否適合使用；
2. 對藥物過敏或面部皮膚有傷者，建議盡量不要使用。

3 慈禧浴方 既清風熱又利濕

夏季炎熱，又多雨濕重，故養生當以清熱利濕為主，慈禧太后的沐浴方能清風熱、利濕熱。慈禧洗澡，是極有氣派的，負責侍候慈禧洗澡的，是四個精心挑選的司沐宮女，她們衣着打扮、髮型髮式都要相同；慈禧洗澡有兩個必不可少物：一是其專坐的矮腳椅子，這椅子大約一呎來高，四條腿各雕着兩條龍，一條向上，一條向下；二是慈禧專用的銀澡盆，有兩個，一洗上身，一洗下身。這是因慈禧認為，上身是天，下身是地，地永遠不能蓋過天，故兩者不能混同。

洗澡用100條毛巾

慈禧每次洗澡，還要用100條毛巾，每條毛巾都用黃絲線綉着金龍，姿態各異。司沐宮女先將毛巾浸透以後，給慈禧擦洗上身，每條毛巾只用一次，擦完即扔，所以慈禧洗完澡後，澡盆中的水還是乾淨的。慈禧洗澡有四個步驟：

1. 宮女們用浸透的毛巾，給她擦身；

2. 擦香皂，用的是宮中精製的玫瑰香皂；

3. 擦淨身子，要輕輕地擦，直到完全乾淨為止；

4. 給慈禧塗香水，她夏天用的是耐冬花露，春、秋、冬則用玫瑰花露。

藥浴是古代常用的治病保健方法，其作用機理為：藥物作用於全身肌表，並經人體吸收，通過經絡，內達臟腑，由表傳至裏，進而產生效用。現代藥理實驗也證實，藥浴能提高血液中免疫球蛋白的含量，增強肌膚的彈性和活力。慈禧重視洗澡，還體現在她所用的浴方，為御醫所擬，有助皮膚健康。

【材料】 穀精草1両2錢、茵陳1両2錢、決明1両2錢、石[註1]、桑枝1両2錢、白菊花1両2錢、木瓜1両5錢、桑葉1両5錢、青皮1両5錢。

【功效】 以清風熱、清頭目、利濕熱為主，有助防治皮膚病，保護皮膚健康等。如此方中的穀精草，對銅綠假單胞菌有抗菌作用，並可抑制皮膚真菌。

注意

此方中的木瓜，非市面上所見可食用的木瓜，而是產自中國北方的藥用木瓜。

浴方二

【材料】宣木瓜1両、薏米1両、桑枝葉各1両、茵陳6錢、甘菊花1両、青皮1両、淨蟬衣1両、萸連[註1]4錢。

【製法】共為粗渣，盛布袋內，熬水浴之。

【功效】與浴方一大同小異，但不同之處在於藥力會更強一些，如此方中的蟬衣散風熱、透斑疹之力頗強的萸連即吳茱萸、黃連；吳茱萸藥性雖辛、苦、大熱，但其對銅綠假單胞菌、金黃色葡萄球菌均有抗菌作用；黃連的清熱燥濕功效較好。

慈禧的這兩個浴方，方一所擬日期為農曆四月十八日，方二所擬日期為農曆五月初四，均為夏季，適合清熱利濕用，但因每個人的體質和現狀不同，有興趣者用前宜先諮詢中醫師。

註1 慈禧浴方原文。

4 慈禧一生嗜菊如命

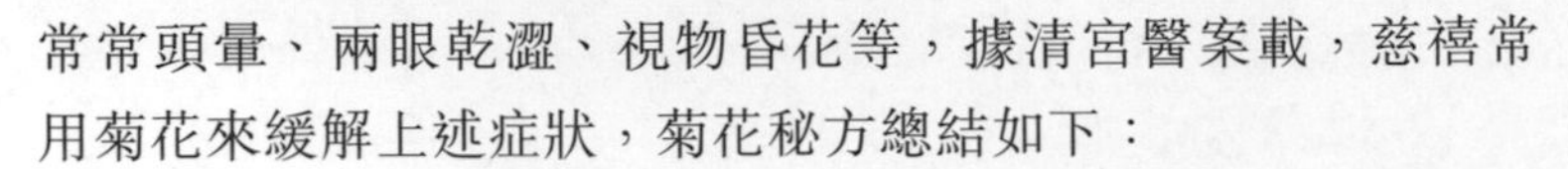

慈禧年輕時費盡心機，27歲爬上太后寶座，登上權力頂峰，由於勞累過度，故其在中年之後便漸感精力不濟，常常頭暈、兩眼乾澀、視物昏花等，據清宮醫案載，慈禧常用菊花來緩解上述症狀，菊花秘方總結如下：

◎ 菊花火鍋；
◎ 菊花枕；
◎ 洗眼方，如「清目養陰洗眼方」；
◎ 浴足方，如「明目除濕浴足方」；
◎ 膏丸方，如「明目延齡膏」。

慈禧對菊花還特別愛護，據慈禧貼身女官德齡在其所著的《清宮二年記》披露，一晚慈禧被大雨驚醒，不禁驚呼：「哎呀，不好了！那些才露頭的菊花怎能經得起如此大的雨呢？」那些趨炎附勢的太監們立即稟報，「早就用蘆席把那些菊秧蓋好了！」

累從眼入

不僅慈禧喜菊花，就連民間也認為，長期飲用菊花茶，有緩解眼睛疲勞、清肝明目、提高視力的獨特功效。中醫認為，「累從眼入」，這因眼睛是身體的「總開關」，一旦超負荷工作長時間用眼導致眼疲勞，便會引起全身疲憊、身體不適、視物不清等；而菊花茶含有許多可以保護眼睛的微量元素，故肝火旺盛者，每日飲用兩至三杯菊花茶，即可緩解眼疲勞，使大腦清醒、雙目明亮，尤其適宜於肝火旺盛、用眼過度所引起的雙眼乾澀等。

另外，菊花還可消除黑眼圈。將菊花用沸水沖泡，待涼取汁，放入冰箱中涼透，然後用化妝棉蘸菊花汁覆蓋在眼睛上，或用棉棒蘸菊花汁塗抹在眼睛四周，即可有助消除因疲勞和用眼過度所引起的黑眼圈和眼部水腫。

菊花粥

據《慈山粥譜》中載：「菊花粥養肝血，悅顏色。久服美容艷體，抗老防衰。」由此可知，菊花粥有美容養顏抗老之效。

【材料】乾菊花10克、大米500克。

【煮法】先將大米用小火煮成稠粥，然後加入洗淨的菊花，再煮5分鐘即成。

菊花延齡飲

此方是光緒三十一年十一月四日，御醫張仲元、姚寶生為慈禧太后所擬的方子，用以清肝明目。

【材料】鮮菊花30克、蜂蜜適量。

【煮法】取鮮菊花，用開水沖泡，待其涼至攝氏60度左右，加入適量蜂蜜，可沖泡兩次。

注意

開水水溫不宜過高，否則會破壞蜂蜜中的營養成份和生物活性物質。

菊花雞湯

【材料】 雞脯肉300克、乾菊花10克、鹽等調料適量。

【煮法】 先將雞脯肉洗淨、切片，用澱粉拌勻。鍋中加清水適量煮沸後，根據個人喜好放入調味品和雞肉片，用文火將雞肉煮熟。加入菊花、鹽等，再煮3至5分鐘即可。

【功效】 疏肝清熱、滋陰明目，適用於高血壓引起的頭暈目眩、視物模糊、眼目乾澀等。

注意

因菊花性寒，故孕婦、寒性體質者、老人、兒童、風寒感冒者，以及對菊花過敏者慎用，宜先諮詢中醫師，以免引起不良反應。

5 何首烏養髮 青絲至老不白

頭髮是一個人是否年輕健康的重要標誌之一，假若一個人年過半百，但頭上青絲依然烏亮，仍會給人年輕健康之感；相反，假如一個人年紀輕輕卻頭髮稀少，或白髮蒼蒼，難免讓人覺其未老先衰，因此，也難怪慈禧太后會對其女官德齡發出這樣的感慨：「頭髮真是一件最討厭的東西，尤其是當人的年事稍高時，黑髮一根根的變灰白起來，更令人可恨。」當一個太監給慈禧梳頭時，掉了幾根頭髮，「太后喝令那個太監把掉下來的頭髮再給她栽回去」，嚇得那個太監哭了起來。李蓮英號稱是慈禧身邊「最貼心的男人」，最了解慈禧的心思，所以想方設法弄到了一支百年何首烏獻給慈禧，慈禧自此長服何首烏，其頭髮至老不見白，何首烏功莫大焉。

烏髮良藥

何首烏又名首烏，是一味常用中藥，其味苦、甘、澀，性微溫，歸肝、腎經，自古就被認為是烏髮的良藥。據唐代的《何首烏傳》載:「何首烏益精髓、壯氣、駐顏、黑髮、延年。」《本草綱目》稱其「能養血益肝，固精益腎，健筋骨，烏髭髮，為滋補良藥，不寒不燥，功在地黃、天門冬諸藥之上」。現代醫學揭開何首烏可黑髮之秘，主要其含有二苯乙烯苷類、蒽醌類（Anthraquinone）、卵磷脂類（Lecithin）、醣類等多種物質，其中有烏髮功效的是蒽醌和卵磷脂，蒽醌能夠促進黑色素的合成，而卵磷脂可以調節神經和滋養髮根。

四個禁忌

何首烏分生首烏和製首烏，其塊根採挖之後，洗淨曬乾，即為生首烏；而將生首烏用黑豆汁拌勻蒸製，使黑色豆汁全部浸入生首烏中，然後曬乾，即為製首烏。生首烏味苦澀、性涼，歸脾、肺、腎經；製首烏味苦乾澀，性微溫、歸肝、腎經。兩者功效也不盡相同，服用前必要區分，若用於養血烏髮，用製首烏，而生首烏多用於潤腸通便等。食用何首烏有四個禁忌：

1. 製首烏有收斂功效，故濕痰重、便秘者不宜服用；

2. 腎功能不全者慎服；

3. 忌與動物血製品、無鱗魚、蔥、蒜、蘿蔔等同食；

4. 忌用鐵器煎煮。

現代醫學認為，蒽醌若在人體內積聚過多，即會危害健康，而以何首烏治療白髮又是一個較漫長過程，故食用何首烏要嚴格按照國家藥典規定，不但每天用量不能超過6至12克，而且連服十天左右就要停用幾天以上，以免蒽醌在體內積累過多，同時，在服用過程中若出現乏力、食慾下降、尿黃、噁心、厭油膩等症狀時應立即停用，嚴重者應到醫院就診。

注意

1. 製首烏以表面黑色、味微甜、略具酒香氣者為佳；生首烏以沉重、質堅、粉性足者為優。
2. 何首烏貯存時應放在通風乾燥處，並注意防霉防蛀。

6 腎虛脫髮 多吃黑芝麻

冬天宜適量地多吃黑芝麻補腎，其實黑芝麻還可防脫髮和烏髮潤髮等。脫髮原因多樣，若因腎虛脫髮，用黑芝麻最安全和有效，且具多種養生功效，如慈禧就偏愛黑芝麻。

史載慈禧太后追求美容、養生，她非常信賴藥膳食補。當時，清宮中滙集很多藥膳行業的頂尖人物，其中有一位來自山東的著名藥膳大師田中寶。一日，慈禧食慾不振，傳旨命御廚們做些新鮮食物，御廚們皆緊張起來，便紛紛研究怎樣能將人參、燕窩、熊掌等做得更美味、更有特色，惟獨田中寶認為，太后可能是因山珍海味吃多了，致胃口提不起來，故選材黑芝麻、黃豆等，做出一份養顏瘦身粥，慈禧食之胃口大開，大為讚賞，便提拔田中寶為御膳房管事。其實，黑芝麻熟製後，能散發獨特清香，受人的大腦偏愛，從而刺激胃部產生旺盛食慾。

芝麻始載於《神農本草經》，始稱胡麻，《食療本草》稱脂麻，其中補益藥用以黑芝麻為佳。

據營養學家科學分析，每100克黑芝麻中含有脂肪61.7克、蛋白質21.9克、鈣564毫克、磷368毫克、鐵50毫克，還含有芝麻素、芝麻酚、卵磷脂、油酸、棕櫚酸、硬脂酸、甾醇，以及維他命A、D、E等營養物質。黑芝麻作為傳統的滋補肝腎類中藥，具有較大的藥用價值，《神農本草經》認為其「補五臟，益氣力，長肌肉，填腦髓，久服輕身不老」。

黑芝麻又被譽為「美容食品之王」，常吃可抗衰老，主要功效有：

◎ 延緩衰老

黑芝麻富含維他命E，不但具有抗氧化性，還能清除細胞內衰老物質自由基，延緩細胞衰老。黑芝麻種皮中的黑色素是非常好的天然色素和抗氧化劑資源，具有清除自由基的活性和抗氧化性的作用。芝麻中的木酯素類物質（含量約0.5%至1%），所含芝麻素和芝麻林素較多。實驗證明，芝麻素具有比維他命E更強的抗氧化作用，更能很有效地保持機體的青春活力、延緩衰老。

◎ 養顏潤膚

黑芝麻富含維他命E，可促進人體對維他命A加以利用，又可與維他命C起協同作用保護皮膚健康，且維他命E能改善、維護皮膚彈性，促進皮膚內的血液循環，使皮膚保持柔嫩、細緻光滑，故因腸中存留的毒素而造成皮膚粗糙的習慣性便秘者；或因營養攝取量不夠致皮膚乾燥的節食減肥者；或因脫去油脂而皮膚較乾燥的洗澡過頻者等，均可適量地常吃黑芝麻改善。

◎ **養髮黑髮**

眾所周知，黑芝麻具有烏髮、養髮的作用。這因黑芝麻中確實含有頭髮生長所需的脂肪酸、含硫氨基酸與多種微量礦物質，能有效防止頭髮脫落，有助恢復烏黑亮麗。

三黑養髮方

我家中過去曾有一「三黑養髮」方：

【材料】 黑芝麻50克、製首烏50克、黑枸杞子50克、蜂蜜適量。

【製法】 1. 將黑芝麻、製首烏、黑枸杞子一同研末，文火稍炒熟；
2. 加入適量蜂蜜調製成丸狀，每丸10克。

【服法】 每次服用一至兩丸，每日一至三次，開水空腹服用。

【功效】長期使用有助改善肝腎不足所致的頭髮早白、脫髮等。

注意

1. 治療脫髮應先辨明脫髮原因，如脂溢性皮炎引起的脫髮，多因皮膚分泌脂類過多引起，治療時則應少吃高脂飲食，若採用黑芝麻治療反會適得其反。
2. 黑芝麻治療脫髮，只對血虛、腎虛所引起的鬚髮早白、脫髮不生有用。

7 宋美齡養生術——牛奶浴、心平靜

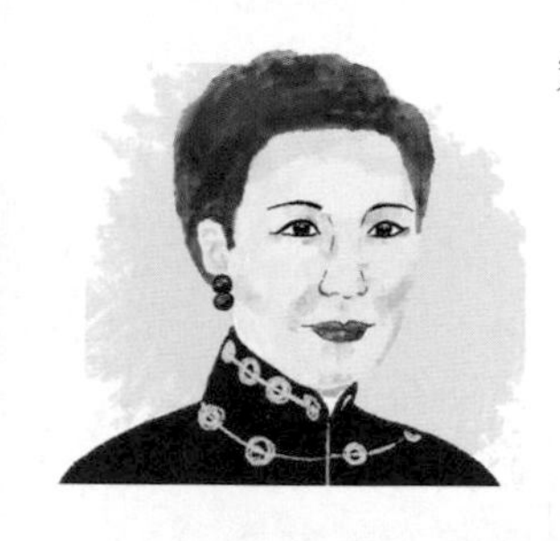

宋美齡，中華民國前總統蔣介石的第四任妻子，生於1897年3月5日，逝於2003年10月24日，享年106歲，是一位跨越了三個世紀的高壽人士。其實，宋美齡從小體弱多病，是宋氏三姐妹中身體最差的，她曾因乳腺癌做過兩次手術，晚年在美國還因卵巢囊腫再次做手術。去世的時候，沒有病痛，沒有住院。臉上幾乎沒有老年斑，牙齒完整。

宋氏家族可算是「高癌家族」：其父宋嘉樹1918年死於胃癌，享年52歲；其母倪桂珍1931年死於癌症，享年62歲；其大姐宋藹齡1973年死於癌症，享年84歲；其二姐宋慶齡88歲也因白血病去世。就連宋美齡本人，60多歲還罹患乳腺癌，切除了左邊乳房，在72歲遇上一場車禍，腰部中樞神經損傷和右腿膝蓋損傷，從此患上關節痛和腰痠痛，92歲高齡竟然得了卵巢囊腫並做了切除手術。宋美齡一生強調「三分治七分養」

和「養生養性」的重要性，直至她百歲高齡時，仍頭腦清晰、體態輕盈、容顏不衰、耳不聾、眼不花、少有白髮、臉上沒有明顯皺紋及老人斑，這與她獨特的「美容之道」密不可分。

牛奶灑身　美膚抗敏

多年來，坊間一直流傳着有關宋美齡為了長壽養顏而用牛奶洗澡的軼聞。更有甚者，將之與慈禧太后「食人乳養生」相提並論。

早在1930年，南京就一度傳出，宋美齡為了保養身體以牛奶作為沐浴的原料。坊間甚至流傳，宋美齡僱用民工從南京城外的紫金山下，一擔一擔地將新鮮牛奶挑進其黃埔路官邸，然後用這些牛奶浸泡洗浴，且每星期一次，每次洗浴用的牛奶，相當於一個南京平民半年的生活費。這些傳聞，近年來已被否定，許多當年跟隨在蔣介石和宋美齡身邊的秘書、副官、侍衞們，否認了這一說法，如跟隨蔣介石和宋美齡多年的勵志社副總幹事侯鳴皋所著《蔣介石的內廷供奉機構——勵志社內幕》中，首次證實「宋美齡用牛奶洗澡事件」是子虛烏有的；重慶時期給蔣介石當過侍從醫官的吳麟遜，在他的回憶錄中也有相似的證實。從大量史料的考證中，可以表明的是，宋美齡當年在南京和重慶居住期間，喜歡每餐飲用牛奶確是毋庸置疑的。

據說，宋美齡因有皮膚過敏症，故用牛奶灑身，具體方法是：沐浴後，將鮮牛奶灑在皮膚上，並邊灑邊搓，使牛奶汁滲入皮膚。每次全身用量約半磅，每周最多兩次。《明報月刊》2003年12月「特大號」上，曾就宋美齡病逝發表過一個題為「宋美齡跨世紀的情愛」的專輯，其中便有〈宋美齡鮮奶灑身〉的文稿，這內容來自於當時接受記者採訪的孔令儀所述，孔令儀是宋美齡的外甥女（孔祥熙和宋藹齡長女），多年來一直照顧宋美齡，並在宋美齡晚年時守候在其身邊，所以，宋用牛奶灑身，應當是可信的。

其實，現代醫學研究證實，牛奶確有護膚作用，這因牛奶中含有SOD成份，不僅能提高人體免疫力、改善睡眠、增強記憶力、延緩衰老等；還能有效清除致人衰老的「氧自由基」，預防色素沉着，能清除沉積在皮膚中的色素沉積物，起到美白、祛斑、祛痘、抗皺等作用，增加皮膚的濕潤度，使皮膚不緊繃；且SOD具有超強抗氧化和抗炎症的功能，可快速修復受損細胞組織，達到迅速癒合的作用，可見，宋美齡正是利用牛奶的這些作用，來治療她的皮膚過敏症，讀者可試用其保養皮膚，但對牛奶過敏者慎用。

心態平和　長壽之本

國民黨元老張群，曾贈送宋美齡一本孫思邈的《千金翼方》，書中有一句話使宋美齡受益無窮，即：「養生有五難，名利不去為一難，喜怒不除為二難，聲色不去為三難，滋味不絕為四難，神慮精散為五難。」宋美齡將此「五難」養生理論概括為一句話：要想長壽，就必須「心靜」！其保持心靜的方法如下：

◎ **平衡心態**

晚年宋美齡不但善於應對「失意」和「得意」帶給她的煩惱，也善於平衡「噩耗」和「喜訊」帶來的感情衝擊，一貫保持平和心態，凡事泰然處之。當她得知自己紐約的別墅和裏面大量的古董文物被賣虧了時，卻淡淡地說：「世間之物，歷來都是你爭我奪，可是爭到頭來又是如何呢？還不是眼睛一閉，所有身外之物都變成了別人的掌上之物，當年慈禧手中財寶可謂多，到頭來還不是引來一場盜墓之禍。」

這話不無道理，據統計，短壽者中，大部分與心理不佳有關，而能活到80歲以上的長壽者多心理平衡，人在心境良好、心態平衡時，大腦會及時生產出「腦內嗎啡」，使人保持身心健康；而人在發怒憂愁時，大腦就會分泌有害健康的物質，因此，要想長壽必要做到「四多四少」：「多一些快樂，少一些煩惱；多一些心靜，少一些浮躁；多一些追求，少一些空虛；多一些知足，少一些貪心。」現代研究發現，常生氣有諸多危害，如皮膚長色斑、胃潰瘍、加快腦細胞衰老、心肌缺氧、傷肝、甲亢、傷肺、損傷免疫系統等。

◎ **潛心書畫　雜念盡除**

多年堅持揮毫作畫，是宋美齡個性修養中不可或缺的一部分。宋美齡曾向朋友透露：「不斷繪畫，就是我的養生之道。」宋美齡晚年已經把繪畫、書法藝術，當成讓她心態平和、精神愉悅的最佳方式。宋美齡自小喜愛繪畫，張大千曾擔任其國畫導師，蔣家一直珍藏着張大千和宋美齡的師生合作山水圖。繪畫的養生之道在於，繪畫時必須精神集中，雜念盡除，心平氣和，感情抒發其中，故繪畫使全身血氣通暢，身體各部分機能都得到調整，大腦的神經系統獲得平衡，有效地促進血液循環和新陳代謝。

長期練習書法也可陶冶情操、延年益壽，清朝康熙帝曾說：「善於書法者俱長壽，而身強健。」據《書法養生論》考證，歷代帝王之中，活到80歲以上的只有四人，即梁武帝蕭衍86歲、唐代女皇武則天82歲、宋高宗趙構81歲、清乾隆帝89歲，而這四人均是書法愛好者。中醫學認為，「書者，抒也，散也，抒胸中氣，散心中鬱也，故畫家每得以無疾而壽。」現代醫學研究證實，練習書法能疏通血氣、調節機能、促進健康激素分泌，使全身肌肉保持舒適狀態，且練習和欣賞書法促進人體內啡肽、多巴胺等分泌，改善神經系統，可消解憂愁、怡神養生。

◎ **閒聊排憂**

宋美齡有一個好習慣，遇到不愉快的事情時，就找熟人聊天，訴説心裏話，這使心中鬱積之氣得以排除。宋美齡的貼身侍從鍾愛民曾説:「老夫人（宋美齡）之所以能夠長壽，關鍵是從不『留氣』，遇上不順心的事，想發脾氣的時候就痛痛快快發出來，絕不悶在肚子裏。」

其實，閒聊是非常有益於健康的一種活動，可以抒發情感、增添情趣、紓緩壓抑、疏肝去鬱、減輕精神壓力，使人的心情愉悦、精神充實，還能讓大腦一直處於不停的運動狀態，從而延緩腦細胞的老化，推遲整個機體衰老的進程。

科學家指出，許多國家的女性平均壽命比男性高，其原因之一，就是女性比男性愛閒聊。老年人通過「聊天養生」也有講究，應做到聊樂少聊怨、聊舊更聊新；要「生聊」和「熟聊」，即與熟人聊，也與不太相熟的人聊；「動聊」勝「靜聊」，即在散步等運動時聊天，更能使健身養性相得益彰。

8 宋美齡獨愛穿旗袍、食清淡

宋美齡從小體弱多病，但她通過自身對各種「養生學」的堅持和努力，包括長年穿旗袍、多食蔬菜、多飲水，從而得享長壽。

宋美齡養生學

	不利因素	應對之法
高癌家族	生於「高癌家族」，父母、大姐二姐全有癌症，其本人曾患乳腺腫瘤，做兩次手術，晚年也因卵巢囊腫再次做手術。	關注身體的細微變化，稍有徵兆便求助醫生，重視「治未病」，將高癌家族癌，疾病消除在萌芽狀態。

情志打擊	「西安事變」遭受打擊；第二次赴美求援遭冷落；國民黨政權崩潰，飽嘗「失勢」之痛；膝下無子；遭受後輩去世之痛；晚年最好的密友孔二小姐去世。	以宗教療傷痛，終身精神充實。並有藝術追求，寄情於繪畫、書法。善待蔣的子女，獲子孫輩尊敬，享足天倫之樂。
夫妻感情	她和蔣介石的結合為政治婚姻，被稱為「中美合作」，初時本無感情基礎。	保持快樂心境與女性魅力，在國事活動中實現自我價值。與蔣介石溝通磨合，增進夫妻感情。直至年過六旬，仍保持美貌和心境的年輕。
生活方式	地位尊崇，物資條件極其優厚，稍不克制，容易導致肥胖和其他「富貴病」。一度以吸煙減肥，後又戒掉。	寓養生於衣、食、住、行。

宋美齡是中華民國政治舞台上的關鍵人物，集財富、權力、美貌、智慧於一身。蔣介石曾評價她說：「夫人（宋美齡）的能力，抵得上20個陸軍師。」1943年2月18日，宋美齡在國會發表演說，她是第一位在美國國會發表演説的中國人。美國的《生活》周刊曾評價説：「議員們全被夫人（宋美齡）的風采吸引了，驚愕了，繚亂了。議員們全體起立，熱烈鼓掌達四分鐘之久。」1949年8月16日，宋美齡當選為「全世界十大美人」，並且名列榜首，這是由美國藝術家協會評選出來的，可見她的美麗非同一般，這與她的美容、養生訣竅是分不開的。

宋美齡作為中國近代政治人物中最長壽的女性，其養生法雖非絕密，但難能可貴的是她可以堅持數十年如一日，寓養生於生活，故其日常生活習慣中，多具養生之道，如宋美齡的「旗袍癖好」、日常飲食等。

宋美齡一向喜歡穿旗袍，她的旗袍出名的多，並聘有專門從事旗袍縫製的人員。對於宋美齡與旗袍的特殊感情，曾在台灣士林官邸服侍蔣宋二人的侍從翁元回憶：「宋美齡衣櫥內的旗袍件數，大概現今世界無人出其右者。宋美齡的超大型衣櫃，便成為世界最大的旗袍儲藏室。」曾有報道稱，1991年宋美齡到美國定居時，她所乘坐的「華航」大型波音客機裏裝有99箱私人物品，其中至少有50箱裝着旗袍。可以説，宋美齡是個不折不扣的「旗袍皇后」。

排斥化纖衣物

宋美齡喜歡穿旗袍，不僅是她的習慣，同時，她對化纖衣服，以及與化纖相關的絲織品始終保持排斥態度，她不僅自己不穿，其身邊的服務員和侍衞們也不允許穿。宋美齡無法接受化纖衣物中甲醛、酚、聚乙烯等的氣味，一聞到即會頭暈、噁心等，故她多穿絲綢、棉麻衣料製成的旗袍。

化纖是人造纖維和合成纖維的總稱，其中人造棉、人造絲、人造毛等是植物纖維經過化學處理後，加工而成的再生纖維，性能與棉紗相似；而合成纖維則是人工合成的，如滌綸、晴綸、錦綸、維綸等。化纖織物因色澤鮮艷、輕巧耐用、質堅價廉，廣受歡迎，但化纖品種含有氨、甲醛、氯乙烯、乙二胺等，均會對人體產生危害；據統計，當內衣含有0.05%的甲醛時，即會使皮膚出現瘙癢、浮腫等症狀，而過敏體質者則會誘發過敏性皮炎、濕疹等，故過敏體質者、皮膚嬌嫩的嬰幼兒等，貼身衣物應選純棉衣物；女性，尤其是孕、產婦不要使用化纖乳罩。

旗袍是中國傳統女性服飾中，最典型的代表禮服，與中山裝一起堪稱「國服」。傳統的高質量旗袍一般採用蠶絲面料製成，因蠶絲所製服飾穿着舒適優雅、外觀華美高貴，且對人體有益。我亦長用蠶絲衣物，總結出蠶絲服飾主要以下五大「養生功效」:

1. 保持皮膚清潔

蠶絲服飾光滑柔軟，不僅能對皮膚產生微妙的「按摩作用」，還可吸收皮膚上的汗液和分泌物，使皮膚保持清潔，並抵禦有害氣體和細菌對皮膚的侵害。

2. 防紫外線

蠶絲服飾對紫外線有較強的吸收作用，可有效防禦紫外線對人體皮膚的傷害，這因蠶絲所含氨基酸中有10%至12%為酪氨酸（L-Tyrosine），遇紫外線或水中的氯，結構會發生改變，色澤逐漸變黃，這也是蠶絲服飾穿久會變黃的原因。

3. 防治皮膚病

蠶絲具極佳的吸濕性與透氣性，對某些皮膚病有輔助治療作用，並對皮膚瘙癢有明顯的止癢作用，如老年性冬癢症、妊娠瘙癢症、外陰瘙癢症等。

4. 健膚美容

蠶絲纖維細軟且光滑，對皮膚無任何刺激作用，且蠶絲含蘇氨酸（L-Threonine）、絲氨酸（L-Serine）等，可助改善皮膚的血液循環、增強表皮細胞的活力、調節皮膚水份。

5. 祛斑防皺紋

蠶絲服飾能保護皮膚，減緩皮膚幼小皺紋的出現，並能預防老年斑和色素沉澱，延緩皮膚衰老。

每餐必備蔬菜沙律

古人養生講究「五穀為養，五果為助，五畜為助，五菜為充」，提出飲食以清淡為主的養生原則。宋美齡深諳此道，喜歡素食，每餐必用蔬菜沙律，她對生吃蔬菜頗有研究，認為煮熟的蔬菜雖便於消化，但蔬菜的細胞和組織結構會在加熱過程中分解或遭到破壞，使蔬菜的營養價值流失。很多專家也表認同宋此習慣，如日本大阪市立大學的研究團隊曾發現，清淡的飲食，即烹飪法較單一，少油、少糖、少鹽、不辛辣的飲食，更具抗疲勞功效，故長期保持飲食清淡，更有助於預防慢性疲勞，提高工作和學習效率，但須注意飲食清淡並非完全素食，應注重營養均衡，保證人體所需各種營養成份的攝入，才能增強人體健康。

此外，宋美齡尤愛菠菜，幾乎每餐必備，她常叮囑廚師：「我每天只要吃半斤菠菜，就可抵上一頓紅燒肉了。」菠菜素有「蔬菜之王」美譽，是一種營養較全面的蔬菜，熱量低，是鐵、鉀、維他命A等的優質來源，又富含鈣、維他命C和膳食纖維等，所含磷、鋅、葉酸和維他命B6也較豐富，且500克菠菜所含蛋白質相當於兩隻雞蛋的蛋白質含量。常吃菠菜有助於通腸導便，防治痔瘡，維護視力，增加預防傳染病的能力等，但「半斤菠菜抵上一頓紅燒肉」的說法並不完全科學，因一般的蔬菜中的植物蛋白不如動物蛋白般利於人體消化及吸收，故建議一般人以葷素搭配更合理。此外，菠菜中含有大量草酸（Oxalate），可與鈣鹽結合生成「草酸鈣」結晶，故腎炎及腎結石者不宜多食，最好與鹼性食物搭配食用，防止結石。

食勿過飽　少食多餐

唐代名醫孫思邈在《千金要方》中稱「不欲極饑而食，食不可過飽……食欲數而少」，即提倡食勿過飽、少食多餐等。宋美齡很重視「飲食養生」，每日進餐五次，每次進餐只吃五分飽，即使再喜歡吃的食物也絕不貪食，其做法正符合中醫所提倡的「頭冷腳暖七分飽」；不僅她自己如此，蔣介石有胃病，不宜飽食，宋也勸其限量，蔣介石遇到喜歡的食物想要添，宋也會加以勸止。中國傳統養生觀念認為，每餐進食只吃七分飽最有益養生，曾有專家通過動物實驗發現，無論是單細胞生物還是哺乳動物，將其正常飲食減少三四成，其壽命可延長30%以上。健康人若堅持每餐只吃七分飽，做到營養均衡，則更有益於健康長壽，而飲食時一般還要做到：食不語、細嚼慢嚥、少精多粗。

多吃水果　改變體質

宋美齡天天吃水果，最喜歡吃的水果有檸檬、西瓜、獼猴桃（即奇異果）、芒果等。晚年在美國時，護理人員每日為她打製新鮮水果汁或蔬菜汁，她尤喜加了薄荷的菠菜汁和青番茄汁。宋美齡80歲高齡時，還曾去薩拉門托的檸檬園採摘檸檬，回寓所親自製做檸檬糖漿，自己享用不完，還拿來饋贈親朋好友。西醫認為，檸檬酸有軟化血管、清潔腸胃等功用。其實，多吃水果可以從根本上改變體質，不僅能消除疲勞、增強體質、促進女性皮膚細嫩光滑、預防和輔助治療一些慢性疾病等，還可以降低患癌，尤其是胃腸道腫瘤的風險，但目前，中國大多數民眾蔬菜水果攝入量，均未達中國營養學會推薦的標準，內地居民果蔬攝入量更是不足。正常健康成人每日應吃三種蔬菜和兩種水果，其份量應為蔬菜300克、水果200克。

多喝白開水　常飲綠茶

宋美齡最喜歡的飲料是白開水，這一習慣受到蔣介石的影響。她認為，白開水的營養比任何一種地下水、礦泉水、自來水都要好，沒有一種東西比得上白開水。宋美齡多飲用白開水，除了保健之需外，另一層含意當然也與眾不同，她堅信白開水是養顏護顏的重要「良藥」，她認為多飲白開水可以加快排尿，排出積存在尿液中的毒素，是為了美容才把飲用白開水當成一種「治療」。水無疑是人體細胞的組成部分，若經常飲用無雜質的白開水，會讓臉上更加光潤，更加白皙和鮮嫩。

白開水中含有微量元素鋅，它是參與人體新陳代謝的重要元素，而且鋅在人的皮膚中含量較高，它可以讓人的皮膚變得更加潤滑和白嫩，同時鋅也有增加皮膚彈性、除皺紋、去雜質和防止皮膚乾燥等作用。此外，人要早睡早起，清晨起床後，最好喝一杯溫白開水。飯後並不宜多喝水，否則會將胃液和胃酸沖淡，削弱胃的消化功能，引起消化不良。還有，飲水宜未渴先飲、少量多飲，正常人每天宜共飲八至十杯240毫升的水，忌一次過飲大量水，會致水中毒等。

宋美齡經常讓人為她準備足夠一天的綠茶，她看重綠茶具有養生的功效：

◎ 綠茶中含有茶甘寧，具有保護血管和潤滑血管的作用。綠茶還可以防止癌症的發生，因為它含有防癌和抗癌的藥用成份；

◎ 茶可以清潔口腔，防止牙齒生病，常飲綠茶的人一般牙齒保存得很好，宋美齡的牙齒直到她故去的時候，也依然沒有幾顆是壞掉的，更沒有假牙；

◎ 宋美齡在進入老年以後堅持飲用綠茶，主要是防止心情不好時，心腦血管會發生意外的栓塞，甚至破裂。

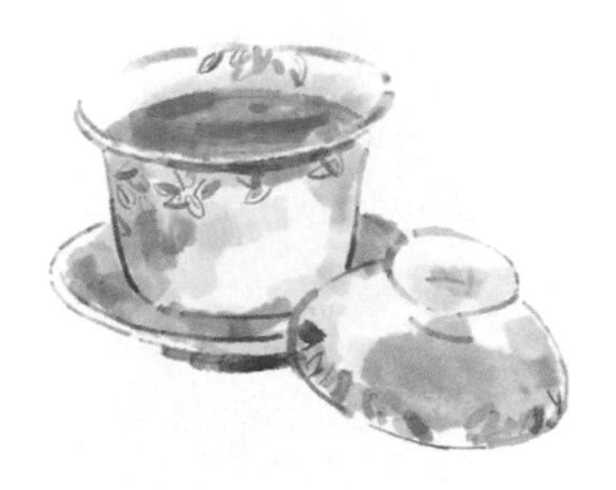

蔣介石與宋美齡養生習慣對比

蔣介石	宋美齡
中菜	西餐
只飲白開水	喜歡白開水、綠茶、葡萄酒等
醬瓜、鹹筍、芋頭等	菠菜、西芹等青菜沙律
木瓜、香蕉	蘋果、芒果、西瓜
冷水浴、熱水浴	灌腸
豆腐	燕麥片
早睡早起（4時起床）	晚睡晚起（午時起床）
恪守曾國藩「養生五訣」	信奉孫思邈「養生五難」

注意

1. 長期飲茶養生須先了解自身體質，宜先諮詢中醫師；
2. 切忌空腹喝茶，因茶多酚及茶鹼會對消化系統造成刺激，空腹喝茶會令胃部不適；
3. 避免飲茶過量，每天飲用的茶葉總量，最好不超過5克。

9 每天排毒、按摩通經活絡不生病

「上帝讓我活着，我不敢輕易去死，上帝讓我去死，我決不苟且地活着。」這是宋美齡的一句名言。

宋美齡一生跨越三個世紀。1927年，她與蔣介石結婚。1943年2月18日，宋美齡全程用英語在美國國會發表演說，成為在美國國會發表演說的第一位中國人、第二位女性（第一位女性是荷蘭女王）。這位中國近代史上的傳奇女性，一生度過106個春秋，她能活到如此高齡，得益於其長壽秘法。

宋美齡的主要養生法

「排毒養生」法	數十年如一日堅持：睡前灌腸、散步、有目的咳嗽、飲食排毒等。

「皮膚保養」法	喜食雞肉、牛排、豬排，以補充軟骨素。
「牛奶美膚」法	為治皮膚過敏症，常將牛奶灑在皮膚上，邊灑邊搓。此法還有美白、保濕、祛斑、抗皺等作用。
「靜心長壽」法	善於寓心態平和於生活。
「飲茶養生」法	為防腦栓塞和腦出血等疾病，宋美齡進入五旬後，每日適量地飲用綠茶。
「頭髮護養」法	宋美齡100歲時仍沒有幾根白頭髮，這因她堅持每日早晚用木質的梳子梳頭，每晚臨睡前還堅持進行頭髮梳理和頭皮按摩，更喜歡定期用溫泉水洗頭，拒絕用電風筒吹乾頭髮。
「繪畫怡情」法	晚年將繪畫當成讓自己心態平和、精神愉悅和充實的最佳方式。
「散步助眠」法	與蔣介石每天堅持早晚兩次散步半小時。
「養花養心」法	宋美齡認為生活環境的色彩會影響一個人的心理和生理，所以養花愛花。

灌腸排毒

宋美齡大約從28歲時開始，經常在臨睡前灌腸，因她堅信要想保持身體健康和皮膚白皙，必須把體內的毒素盡快排出體外。中醫認為，「腸積毒則百病生」；現代醫學研究證明，「毒」長期積存於體內，必然會引起多種組織細胞的功能障礙，從而影響人的健康長壽，故有關專家認為，排毒和解毒是養生的重要手段。

宋美齡清楚，人體的大便是含有毒菌最多的排泄物，人想要保持自身的衛生和保持皮膚永遠白皙，就應該從排泄含有毒菌最多的大便着手。宋經過多年灌腸體會到讓腸道中含有毒菌的食物廢渣盡快排出體外，確實是一種重要的排毒保健手段，但「灌腸排毒」法非人人合適，必須諮詢醫生。

排毒三法

受灌腸排毒的啟示，宋美齡進入女性的更年期後，也更注重其他生活習慣，以排除積存在體內的毒素：

1. 室外步行

這是宋美齡進入更年期後的又一排毒方式，宋美齡堅持常在室外步行，加大微微出汗的機率，以便排出無法通過大小便排出的毒素。中醫認為，出汗可使皮膚毛孔開放，經絡疏通，使體內的鉛、鋁、苯、硫、酚等毒素和一些致癌物質隨着汗液排出體外。

2. 有目的咳嗽

宋美齡還有一個好習慣，就是每天清晨到室外呼吸新鮮空氣，然後面對着碧綠草坪故意咳嗽幾聲，以排出睡眠時積存在肺部的有害氣體和病菌。現代科學統計，每個人每天呼吸的空氣量約為8000升，空氣中的細菌、病毒、粉塵等也隨之進入肺部，每次呼吸時，都會有殘餘的有害物質積存在肺部，不時做幾個深呼吸就可將肺部內的有害物質排出體外。早上七時至九時空氣最為清新，此時進行如慢跑等帶氧運動也可增強肺部排出毒素的機會。

3. 飲食保健

宋氏常食胡蘿蔔、韭菜、洋葱、冬瓜、青椒、菠菜等，以及玉米粥、高粱米飯等粗糧，都對排除體內和血液內的有害物有着意想不到的奇效。

台灣曾公布「排毒食物」排行榜，番薯名列第一，其後依次是:海藻類、綠豆、番薯葉、木耳、韭菜、香菇、洋葱、南瓜、燕麥等，選擇性地經常食用，有助排出體內毒素，保持健康和美麗。

堅持按摩

據蔣介石的侍衛官翁元描述：「早上，大概老先生（蔣介石）都已經起床五六個鐘頭了，宋美齡才從夢中醒來，她在醒來後，是不直接起床的，大概總是要躺在床榻上一陣子，先讓她的女副官郭素梅為她做腳部按摩，做完按摩，她才慢條斯理地起床，穿上晨袍，在書房的洗漱室裏洗漱，然後再自己化妝。」宋美齡這種按摩習慣，一直堅持到她晚年。

宋美齡最初接觸按摩知識，是因其母親晚年常患病，一位牧師建議宋美齡用按摩來減輕母親的病痛。二十世紀三十年代宋美齡便開始用按摩方法來保養身體，五十年代她到了台灣，開始聘用專職按摩師，即使1975年赴美治病仍未中斷這種按摩保健法。晚年的宋美齡，對按摩的要求更為嚴格，不僅要求女侍為其按摩後背穴位，還要進行全身按摩，要求步驟包括：

1. 推——讓女侍推按其腿部肌肉、臂部肌肉、臀部肌肉等。

2. 揉——主要是要侍者為她揉搓左右臀部和胸腹部的各主要穴位。

3. 捏——主要為其捏腿部各個部位，每天必須按摩小腿和大腿的肌肉。

4. 捶——主要讓女侍用手輕捶左右兩腎部位，達到腎臟活血的作用，且必須用空心拳。

5. 擦——從骶骨開始，用力往上進行雙手的擦拭，直至臉和脖子部位至皮膚泛紅為止等。

若有一天不按摩，宋就容易失眠，甚至心緒不安而寢食不寧。

中醫按摩療法已有兩千多年歷史，其主要作用為：

◎ **疏通經絡**

據《黃帝內經》載：「經絡不通，病生於不仁，治之以按摩」，即認為按摩有疏通經絡的作用，如按揉足三里穴位，推脾經可增強消化液的分泌功能等。現代醫學認為，按摩主要是通過刺激末梢神經促進血液、淋巴循環及組織間的代謝過程，以協調各組織、器官間的功能，使機能的新陳代謝水平有所提高，從而提高機體免疫能力。

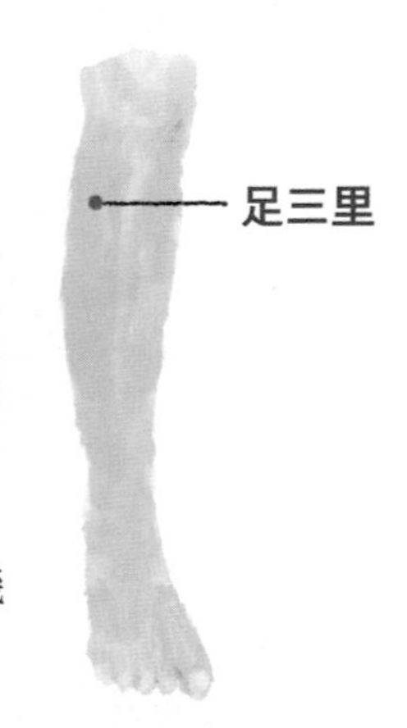

◎ **調和氣血**

明代養生家羅洪所著的《萬壽仙書》中載：「按摩法能疏通

毛竅，能運旋榮衛」，這裏的運旋榮衛就是調和氣血之意，因為按摩就是以柔軟、輕和之力，循經絡、按穴位施術於人體，通過經絡的傳導來調節全身，借以調和營衛氣血，增強機體健康。現代醫學認為，推拿手法的機械刺激是通過將機械能轉化為熱能的綜合作用，以提高局部組織的溫度，促使毛細血管擴張，改善血液和淋巴循環，使血液黏滯性減低，降低周圍血管阻力，減輕心臟負擔，故可防治心血管等多種疾病。

此外，按摩還能調和陰陽、補虛泄實、鎮靜止痛、緩解壓力、治療失眠、排毒美容等，但不能盲目按摩，宜由專業人士進行。

第三章

烏髮防脫之古今護養

1 側柏促血液循環助生髮

側柏，是著名的防脫髮草本，慈禧太后就曾用側柏葉防脫髮。

據說，慈禧太后非常喜愛打扮，但由於其日常飲食多高脂肪，致其頭髮油脂較多且易掉落，缺乏光澤。御醫們認為，頭髮的營養源自腎和血，慈禧頭髮不好皆因其腎血虛衰，故御醫們先用溫腎補血方補足血氣，以達到養髮功效；同時，御醫們還精心配製一些洗髮護髮的方劑如「菊花散」、「抿頭方」、「令髮不落方」等，其中，「令髮不落方」即取榧子三個、核桃仁三個、側柏葉一両，搗爛後泡在雪水內和刨花水，用來梳頭髮，史載慈禧太后晚年常用此方護髮。

常見脫髮類型

中醫認為頭髮易落的原因或是血熱，或是體虛，或是因頭皮油脂分泌過多或過少。現代研究指出，常見脫髮除遺傳原因和營養不良、應激反應、藥物副作用引起的脫髮外，主要有三種類型：

1. 毛囊、毛球部及頭髮生理機能低下

頭髮是從毛囊底部長出，而毛囊底部的毛乳頭上有許多分裂的細胞，即毛球，是頭髮的髮端。毛球的上半球生有色素細胞，其作用是分泌油脂，滋潤毛髮。當油脂分泌過剩會導致脂溢性脫髮或引發細菌，從而產生糠秕性脫髮症。

2. 雄性激素有關的毛囊機能低下

頭部毛髮嚴重地受雄性激素的影響，男性激素的睾丸酮在毛囊處經5α-還原催化，變成活性更高的5α-二氫睾丸酮（Dihydrotestosterone, DHT）。DHT是引起脫髮的主因，它能與細胞內的受體蛋白質結合，轉移到細胞核內，將特定的基因活化，誘導生成特定的蛋白質，從而阻礙毛髮生長，進而產生永久性脫髮或禿髮。

3. 頭皮緊張

頭皮緊張造成的局部血液循環障礙，引起毛囊、毛乳頭的末梢毛細血管流量減少，毛乳頭和毛母細胞的養料物質供應不足，使頭髮生長出現異常。

側柏葉防脫髮方

側柏葉始載於《神農本草經》，其性寒、味苦澀，具有涼血、止血、生髮烏髮功效。現代藥理研究表明，側柏葉提取物可促進局部血液循環，增強毛囊代謝功能，去除頭皮屑，促進頭髮再生，可用於治療脂溢性脫髮，其防脫髮的主要功能有：

◎ 側柏葉中總黃酮成份能激活毛母細胞，促進血液循環，使毛髮生長能力衰退的毛囊復活，並補充營養成份，從而發揮養髮、生髮作用。

◎ 側柏葉中的揮發油對金黃色葡萄球菌、白色葡萄球菌等具有明顯的抑制作用，能改善毛囊發育生長，去除頭屑；黃酮類和鞣質又具抑菌抗炎、擴張血管等作用，能促進頭髮再生，增強毛囊代謝功能。

用側柏葉治脫髮早有歷史，晉代葛洪所著《肘後備急方》載：「生髮方，取側柏葉，陰乾作末，和油塗之。」《本草綱目》也強調側柏葉治脫髮的功效，認為其能主治「頭髮不生」。現推介側柏葉防輕微脫髮的土方如下，如嚴重者宜向醫生查詢：

側柏葉防斑禿方

【材料】 鮮側柏葉32克、75%酒精100毫升。

【製法】 將鮮側柏葉放入75%酒精中浸泡七日。

【用法】完成浸泡後，用藥液擦拭斑禿部位，每日三次，一般兩至三個月漸見成效。

側柏葉防脫髮方

【材料】鮮側柏葉150克、水3000毫升。

【製法】將鮮側柏葉洗淨，放入水中煮沸後再煎10至20分鐘，將煎好的水放涼至適宜溫度。

【洗法】放涼後直接洗頭，毋須用洗髮水。每周洗頭兩至三次，一般來說，堅持一至兩個月，多用漸見成效。

側柏葉防鬚髮早白方

【材料】側柏葉100克、白酒、500毫升(攝氏60度為佳)。

【製法】將側柏葉100克，放入白酒中浸泡一個月。

【洗法】完成浸泡後，取藥酒塗擦頭皮，半小時後洗頭，每日一次。

2 陳後主寵妃美髮秘方

張麗華是陳後主陳叔寶的寵妃，其受寵，除美貌外，還因她有光可鑑人的七尺秀髮。

張麗華（559年至589年）生於貧寒之家，十歲時父母雙亡，迫於生計做了歌女，此後不久，她入宮成為龔妃的侍女。有一次，還是太子的陳叔寶見到張麗華即為之傾倒，待陳叔寶即皇位後，便迫不及待納張麗華為貴妃。陳後主對其寵愛有加，甚至國家大事，也「置張貴妃於膝上共決之」其後，張麗華干預朝政愈來愈多，以至於當時「不知有陳叔寶，但知有張麗華」。

據《陳書》載：「張貴妃髮長七尺，鬢黑如漆，其光可鑑。特聰慧，有神采，進止閑華，容色端麗……嘗與閣上靚妝，臨於軒檻，宮中遙望，飄若神仙。」其美貌可想而知，能夠寵冠六宮，也是理所當然。翻查古書，發現張麗華養護頭髮方法有三：

1. 黑芝麻、核桃、何首烏各30克，磨成粉，熬成羹，每日清晨食一碗；

2. 洗頭時用何首烏熬製的湯藥浸泡20分鐘，期間要不停的按摩頭頂穴位和頭皮，以使藥物的精華更好的被頭部吸收；

3. 洗頭後先用粗齒的牛角梳從髮根至髮梢，反覆梳60次，再用細齒黃楊木以同樣的方法梳理60次。

這樣細緻的保養方法，難怪能使張麗華的七尺長髮長年烏黑柔滑，我年輕時常用此法，證此法確有神效，有興趣者不妨一試。

養髮食療

中醫認為，頭髮是「血之餘，腎之華」，與脾胃、肝、腎均有密切關係。肝藏血，肝血充足，頭髮即能獲得充足的供血；脾主運化，負責把營養成份運送到全身，包括毛髮；腎中的精氣是人體的根本，頭髮的生長、健康狀態的維持都與腎密切相關，如頭髮變白即是腎虛、血虛的表現，因腎主黑，腎精充足，頭髮就會烏黑有光澤，腎精不足，即會出現白髮；脫髮正常大多是脾腎兩虛引起的。

健康人的頭髮平均每天長0.03至0.04厘米，一個月大概長一厘米，而在6月和7月，頭髮生長最快。人的頭髮常見的有中性、油性、乾燥性和混合型這四種類型，其中，中性頭髮是較健康的，而其他情況則需要作護理如下：

◎ 油性髮質

頭髮、頭皮有較多油膩、污垢等。此類髮質者宜少吃堅果、冰淇淋、醃臘品、牛油、乳酪、油炸食物、魚子醬等，應多吃新鮮水果、蔬菜及富含蛋白質、維他命C、維他命E、微量元素鋅、硒的食物。

◎ 乾燥性髮質

頭皮粗糙、頭屑多，髮質暗淡無光、乾燥、易斷、裂梢、分叉等。此類髮質者，不宜吃醃臘食品，要多食低鹽食物、水果、蔬菜、堅果、芝士、牛奶，以及富含維他命A、維他命D、胡蘿蔔素等食物。

◎ 混合性髮質

頭髮乾燥而頭皮多油，宜少吃醃臘食物，多吃新鮮果蔬，補充維他命C、維他命D等食物。

3 民間古方——碌柚核泡水浸髮

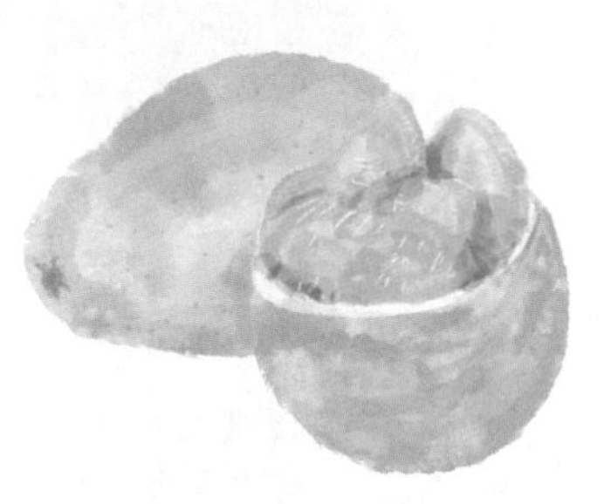

秋天乾燥，易掉頭髮，而柚核在民間有防脫髮之説，我家族三代喜研柚子和「碌柚核」防脫髮的土方，有些傳媒笑稱我們為「碌柚大王」、「三代柚王」。

柚子曾是朝廷貢果，俗稱「團圓果」，取其外形渾圓，象徵團圓之意，且柚子的「柚」和庇佑的「佑」同音，柚子即佑子；柚又和「有」諧音，有「大柚大有」之意，故民間除了每逢中秋必備柚子，象徵親人團圓、生活美滿外，還在過年時吃柚子，象徵金玉滿堂，來年事事可圓滿。柚子別名繁多，《神農本草經集注》單稱「柚」；《爾雅》稱「條」；《廣志》稱「雷柚」；陶弘景始稱「柚子」，尚有「胡柑」、「臭橙」、「臭柚」、「朱欒」、「文旦」等稱。

柚子全身是寶

柚子一般在農曆八月成熟，皮厚耐藏，可存放三個月而不失香味，不僅營養豐富，且藥用價值頗高，是醫學界公認最具食療效果的水果之一，素有「天然水果罐頭」的美稱。

所謂「可食百果皆為藥」，柚子亦不例外，其果、皮、核、葉皆可入藥。傳統中醫認為，柚子其果味甘酸、性寒、無毒，有健脾、止咳、解酒的功效；其皮味苦甘、性溫，有化痰、止咳、理氣、止痛的功效，主治咳喘、氣鬱胸悶、腹冷痛、食滯、疝氣等。此外，其豐富的膳食纖維、特殊果酸、氨基酸等，能調節人體的新陳代謝，有降血壓、降血糖、祛痰潤肺、消食醒酒、降火利尿等作用，還具美容養顏和減肥的功效。

柚核，《嶺南采藥錄》載其味苦，性平、溫，歸肝肺胃經，具疏肝理氣、宣肺止咳的功效，臨床上可治療疝氣、肺寒咳嗽、打嗝等症；《中藥大辭典》亦謂其可「治小腸疝氣」。柚核中含有檸檬苦素及其類似物（主要為檸檬苦素Limomin和諾米林Nomilin等）、類黃酮化合物（主要為柚皮苷Naringin等）、油脂脂肪酸類、蛋白質及其他礦物元素等成份，現代藥物研究已證實，其具有顯著的抗癌、抗氧化、抑菌、鎮痛抗炎等作用。民間自古還有用柚核防脫髮的奇效偏方。

每個人頭皮上約有十萬個毛囊，每根頭髮的生長期約二至四年，之後進入靜止期，數星期後自然脱落，故每人一天掉幾十根頭髮屬正常現象，秋燥漸盛時，耗人體津血，使肌膚毛髮失去滋潤，易出現血虛風燥而脱髮。一般而言，人的皮脂腺分泌於夏天比較旺盛，故夏季毛髮較滋潤，但秋季頭皮易乾燥，毛髮易變脆、乾枯、分叉、折斷。若人體缺少維他命等營養的足量攝入，就更易發生脱髮現象。

《本草綱目》指出，柚子能「長髮滋燥」，故秋季可適當多吃柚子，並可試用柚核這土方來防脱髮及用柚皮護髮：

◎ 若頭髮發黃、脱落或斑禿，可用柚核25克，開水浸泡24小時後，每天將汁水塗擦頭髮及頭皮兩至三次，可防脱髮，加快毛髮生長。配合生薑塗擦，效果更佳。

◎ 柚皮也護髮，新鮮柚皮切成小塊或細條狀，加水熬煮，至水沸後再煮五至十分鐘，將柚皮水濾出，放涼後洗髮，可增強頭髮韌性。經常用柚皮液洗頭，還可去屑、去癢、防脱髮、減少頭髮分叉。

4 瑤族世傳方——瑤薑洗頭好處多

天氣乾燥，頭髮也易乾枯、分叉，許多人甚至備受嚴重脱髮的困擾。在廣西瑤族的紅瑤山寨，那裏的紅瑤婦女，頭髮披下來能垂到地上，烏黑亮麗、濃密茂盛，且韌性極強，她們少有嚴重脱髮者。為何紅瑤婦女皆髮長過膝，且少有脱髮現象？其實她們世傳的養髮秘方，其中成份就有「瑤薑」。瑤薑的功效比普通薑更佳，但它是紅瑤山寨土生土長的薑，在市面上較難見到和購買，讀者可用普通薑代替瑤薑。

瑤薑，性溫，具有解表、發散的功效。如用瑤薑塗抹頭髮，其中的薑辣素、薑烯油等成份，可促頭部皮膚之血液健康循環，更促進頭皮的新陳代謝，活化毛囊組織，有效防止脱髮、白髮、強化髮根、刺激新髮生長，還可止癢等。據説，民間用瑤薑直接塗抹頭部斑禿患處，連續幾天，禿髮處可慢慢生出新髮。游泳、日光浴更要注意防護。

生薑水洗髮

我曾有一段時間用生薑等煮水洗髮，發覺其對防脱、去屑、促頭髮生長有一定效果：

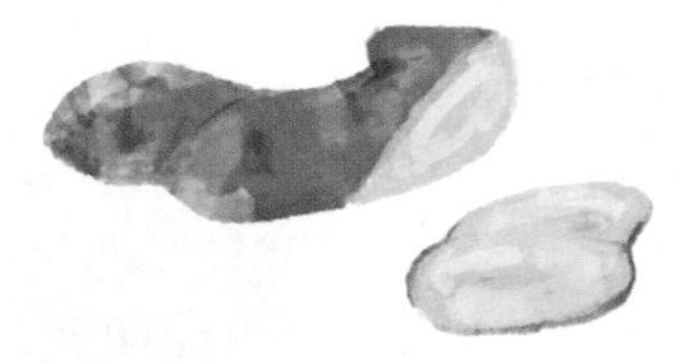

【製法】 將少量生薑切片（太多會太刺激皮膚），不用去皮，放入水中熬煮，可加適量枸杞，煮到湯汁變黃，有濃烈薑味即可。

【用法】 待薑水變溫，將其抹在洗淨的頭髮上，再把頭髮盤起來（注意避免薑汁不慎流入眼和嘴），半小時後放下頭髮，讓其自然晾乾，半天後再用清水洗淨，避免刺激頭皮，但對薑過敏者慎用。

脫髮，是頭髮脫落的現象，有生理性及病理性之分。生理性脫髮指頭髮正常脫落；病理性脫髮指頭髮異常或過度脫落。如何檢測自己是否有脫髮現象？一般而言，每日脫髮數目不超過100根為正常，如遠超過100根則有明顯脫髮現象。此外，還可輕拉頭髮六至八次，如每次拉下來的頭髮超過五根，就表示頭髮毛囊較脆弱，應注意頭髮的護理。

脫髮與營養不良、精神緊張、精神刺激等有很大關係，除了可用瑤薑洗頭作防脫外，還應注意兩點：

1. 睡眠充足

充足的睡眠可促皮膚及毛髮正常的新陳代謝，而代謝期主要在晚上十時到凌晨二時之間，如這一時段保持睡眠充足，就可使頭髮正常新陳代謝。反之，如毛髮的代謝及營養失衡，就易致脫髮。我建議每天睡眠時間盡量不少於六小時，養成按時睡覺的好習慣。

2. 少電髮染髮

染髮、電髮和暴曬易對頭髮造成一定的損害，因染髮液、電髮液對頭髮的傷害較大。如染、電髮的次數過多，會導致頭髮失去光澤和彈性，變黃變枯，故染、電髮相隔時間，以至少三至六個月為佳。另外，紫外線也會對頭髮造成損害，故應盡量避免暴曬。

5 善用瑤薑 助陽、防老、祛寒

紅瑤婦女個個留着一頭烏黑發亮的長髮，即使是80多歲的老人也少有白髮，且頭髮油光閃亮。她們常站在溪水中，邊梳洗長髮，邊唱《長髮瑤歌》:「一梳長髮黑又亮，梳妝打扮等情郎；二梳長髮濃又亮，夫妻恩愛情意長；絲絲頭髮長又亮，父母恩情永不忘；烏龍盤髮亮鋥鋥，幸福生活長久久。」紅瑤人認為，頭髮為人之精血，而女子的頭髮更是生命的象徵，故紅瑤婦女十分注重頭髮的養護。

薑，屬多年生長的草本植物，性溫、味辛，歸肺、脾、胃經，具有發汗解表、溫中止嘔、溫肺止咳等作用，適用於外感風寒、頭痛、痰飲、咳嗽、胃寒等症。薑含較多揮發油與薑辣素，這些成份不僅能刺激腸胃黏膜，使腸胃道充血，消化能力增強，用薑洗頭，還可使頭皮充血促血液循環，進而助毛髮生長，因此，這種充血、刺激血液循環的作用，可堅固髮根、活化毛囊組織，有效地防止脱髮，除了有生髮、防脱之效，還可歸納出三大作用：

1. 助陽

中醫認為薑是助陽之品，自古以來素有「男子不可百日無薑」之說法。薑具有加速新陳代謝、通經絡等作用，故薑可用於男子保健。

2. 美容防衰老

薑辣素對心臟、心血管有刺激作用，可加速血液流動，促使排汗，帶走體內多餘熱量，具有排毒、養顏、減肥作用。另外，薑含有一種類似水楊酸的化合物，相當於血液的稀釋劑和抗凝劑，對降血脂、血壓、預防心肌梗塞有特殊作用，可防衰老。按我個人經驗，將薑切片或切絲，在沸水中煮約十分鐘，加適量蜂蜜調勻，閒時每天一杯，可有效祛斑。

3. 活血祛寒

薑用於解表，適於發散風寒、防治感冒等症，對呼吸和血管運動中樞有興奮作用，可促進血液循環。薑和紅糖一起煮約十分鐘，熱服，有發汗和驅散寒邪的作用。

生薑洗髮土法

用生薑洗髮，傳統謂有生髮、防脱、去屑之微效，但此非人人適用，而民間生薑洗髮土法的節錄可作參考：

【製法】 將適量生薑洗淨，搗成薑泥，濾出薑汁。

【用法】 用紗布團浸蘸薑汁搽拭頭髮及頭皮，輕輕按摩後用清水沖淨，免刺激頭皮。

注意

脂溢性脫髮多為肝膽濕熱鬱積所致，而生薑性溫，故不適用於此土法。脂溢性脫髮是頭部皮脂溢出過多的一種脫髮，其症為患者頭皮脂肪過量溢出，常伴有頭屑增多、頭皮油膩、瘙癢。

6 發酵洗米水——控油、去油、止癢

乾燥的冬季令頭髮極易變得脆弱，甚至嚴重受損；很多人不知道，平凡的洗米水竟可改善乾枯、開叉的髮質，具有養髮、烏髮、亮髮之奇效，更是冬天護髮的佳選。我認為，我國最早發明洗米水酵素作洗髮用的是瑤族人，並破健力士世界紀錄。人的頭髮一般留到半米長，就開始枯黃、開叉。而在紅瑤村寨裏僅有60多戶人家，就有80多位女性的頭髮超過1.5米，頭髮最長者達2.1米，比身高還長，梳頭都要站在凳子上，上至70多歲的老人也少有白髮，創造了「健力士世界長髮群體之最」，被稱為「世界長髮第一村」。

洗米水富含維他命B，可助頭髮的色素細胞生成黑色素，令頭髮變黑，有滋養頭髮的作用。洗米水中還有很多微小顆粒，這些顆粒極吸附髒東西，特別能去污，故長期用洗米水洗髮，頭髮不易變白，還可烏髮、亮髮，瑤族人更會用經發酵的洗米水洗髮，對養髮、生髮、亮髮、養腦具有神奇效果。

瑤族洗髮土方

一些親朋頭髮原本毛糙、枯黃，但經一段時間堅持用洗米水洗髮後，髮質有明顯改善，頭髮變得光滑亮麗、柔軟順滑，有控油、去屑、防脫、止癢之奇效。如有興趣，可以一試洗米水洗髮的土方：

【材料】 洗米水、橙皮、茶籽、瑤薑。

【製法】 將洗米水、橙皮、茶籽、瑤薑裝入罈、砂罐或陶器類的器具裏，將瓶口蓋緊，移至火旁，使裏面保持攝氏20度左右恒溫。約十天左右，罈口溢出陣陣清淡的酸味，即可用來洗髮。

【洗法】 從罈裏倒出小半盆洗米水，不摻其他水，再將頭髮浸透在洗米水，輕輕揉搓，令營養充分吸收，不用放洗髮劑。約十分鐘後，用清水將頭髮沖淨。

【貼士】
1. 橙皮富含維他命C和揮發油，可除減洗米水發酵後的臭酸味；
2. 忌用金屬器皿。

注意

罈裏的洗米水每次取用後應補充相同份量的洗米水，並繼續保持原來的溫度，發酵幾天後又可用作洗髮。每次不能取太多，否則新掺進的洗米水難以發酵變酸，會影響下次使用。

梳頭對護髮也很重要。洗頭後，將頭髮輕擦至八成乾，用稀尺大梳，從兩鬢角、髮角開始，往後枕骨部位梳，將頭髮梳鬆，再從頂部輕輕順梳幾下，可吹乾或自然風乾。每周洗兩次為宜。

7 黑芝麻洗米水防脫效果增

紅瑤族人以長髮為美，小女孩從出生到三歲時才剪一次髮，直到18歲出嫁時再剪一次，此後不再剪髮，即使平時洗掉或梳掉的頭髮，她們都要一根根地收集起來，用麻繩紮好，與一頭秀髮綑成髻盤在頭上，故頭髮可重達兩斤左右。傳統的紅瑤女人很少用洗髮水，卻個個擁有一頭烏黑亮麗的長髮，即使老人也少有白髮，何解？她們的養髮秘方，就是用發酵的洗米水洗髮，且這秘方在她們那裏的習俗是傳女不傳男。

減少白髮增彈性

頭髮，是由許多蛋白質細胞和胱氨酸、鹽類、氫、氧組成，呈酸性，如用強鹼性洗髮水洗髮，會使其發生中和作用，令頭髮失去彈性，變脆變黃；而米的表面富含鉀，首次洗米得來的洗米水呈pH值5.5左右的弱酸性，但之後的洗米水就開始轉變為pH值7.2左右的鹼性，故取首次洗米水進行發酵，弱酸性就會增強，令洗米水變得更溫和滋潤，可給頭髮充分的滋養，補平缺損的毛鱗片，並在頭髮上形成一層保護膜，使頭髮角蛋白質更堅固，更有效鎖住頭髮的水份。

另一竅門是，高溫的洗米水易傷髮，但溫度稍溫且經發酵的洗米水，其滲透至頭髮間之力較大，令頭髮易從洗米水中吸收到其生長所需的養份。如長期堅持用其洗髮，可促進頭髮正常生長，並柔軟光滑、富於彈性、無黃髮、少白髮，一頭飽滿的青絲可保持至老年。

黑芝麻洗米水土方

洗米水，富含澱粉、維他命、蛋白質及礦物質，呈弱酸性的水分子。洗米水經加熱後，其中澱粉發生變性，從而具有更好的親油性和親水性可分離油垢，去除多餘的皮脂和陳舊角質。黑色生芝麻富含對頭髮生長健壯之主要成份，如卵磷脂、維他命E等，故黑色生芝麻與洗米水共煎洗髮，可作防脫的非藥物療法使用。我早年鑽研得一黑芝麻洗米水土方，具烏髮、防脫的輔助性作用，但效果會因人而異。

【材料】黑色生芝麻5至100克、發酵的洗米水2500至3000毫升。

【製法】將黑色生芝麻放入洗米水，煮滾，待溫。

【洗法】待溫後，用其洗髮和按摩，勿沖洗，待頭髮乾後一小時，才用清水沖淨，免堵塞毛孔。

堅持常洗，甚至是隔兩三天用此方洗髮，效果可能會微微漸見。

頭髮的護理對養髮也很重要，如太陽猛烈易曬傷頭髮，秋冬乾燥之季也易令頭髮斷裂，她們就用頭布將頭髮裹緊。由於精心護理，紅瑤女子的頭髮不僅奇長，且烏黑亮澤，古稀之年依然青絲如黛。

8 茶籽洗髮防折斷

紅瑤傳統認為，長髮有「長長久久，興旺發達」的寓意，象徵着長壽、富貴、吉祥和繁盛。紅瑤女子從小蓄髮，年滿18歲時會在盤起的頭髮外包一圈黑布，至新婚那天方可取下。紅瑤女人婚後生了小孩，其額頭上將添一個代表小孩的髻子，故看紅瑤女人的髮型，就能知道這女子是否結婚、有無小孩。紅瑤女子頭髮柔順、黑亮、不枯黃、不開叉，即使是老人也很難見到多根白髮。她們的養髮秘笈，除了瑤薑和洗米水，就是用發酵的茶籽等熬水來洗髮。

茶籽，即茶樹的果實。在洗髮水尚未普及時，人們常將茶籽水留作洗頭護髮之用，由茶籽榨出的茶油，不僅是世界四大木本食用油料（茶籽油、棕櫚油、橄欖油、椰子油）之一，更是婦女美髮養顏佳品。

茶油的最大特點是其單元不飽和脂肪酸是食用油中含量最高，達78%。不飽和脂肪酸是人體必須的脂肪酸，且必須依賴食物供應，在食用油中，單元不飽和脂肪酸含量愈高，對人體心、腦、肺、血管等愈有益，及時攝取足夠單元不飽和脂肪酸，能使皮膚光滑潤澤，頭髮烏黑亮澤，故其又被稱為「美容酸」。用茶油製護髮素、洗髮水等，可使頭髮烏黑發亮，且可去屑止癢，具體作用有：

◎ 抗菌護頭皮：茶籽本身具有很好的殺蟲效果，可治癬疥、防止頭皮癬等。

◎ 止癢防脱髮:茶油具有抗菌、殺菌功效，能有效防治皮屑、頭癢、脱髮等。

◎ 烏髮防斷髮：茶籽富含油份、水份、茶皂素及多種氨基酸等，故用來洗髮還可防止頭髮分叉、斷髮，改善受損髮質，使頭髮保持烏黑亮澤。

茶籽富含粗蛋白及多種氨基酸等營養物質，是一種天然優良的非離子表面活性劑，去污、清洗能力極強，還能令頭髮烏黑發亮、柔軟爽滑、去屑、止癢、防脱、控油、潔淨頭皮和頭髮等。常用茶籽洗髮，能有效防脱、去屑和止癢。

茶籽洗髮方

【材料】 茶籽3両、生薑2両、首烏粉1両。

【製法】 將茶籽、生薑剁成粒或末，鍋內加水，放入上述三種材料，用大火煮開後，改用中火煮10至15分鐘即可。

【洗法】 將茶籽水晾至適宜溫度，把頭髮浸泡入內，將水從髮根澆至髮尾，在頭部穴位輕輕按摩，讓其營養滲入頭皮。洗完後，再用清水沖淨，讓頭髮自然晾乾。常堅持用此法洗髮，可令頭髮柔滑黑亮、頭皮健康。

9 茶油養生——潤燥清胃退濕熱

茶籽具護髮作用，其實，茶籽油更具極佳的祛病養生功效，朱元璋就曾用茶籽油救命。

相傳元末年間，朱元璋被追殺到一片油茶籽林，遇到正在茶林採摘的老農，老農把朱元璋裝扮成摘採茶籽的農夫，使他幸免一劫。當時朱元璋遍體鱗傷，老農用茶籽油幫他塗上，沒過幾天，朱元璋驚奇地發現紅腫漸消，傷口竟然癒合了，他休養一段時間後便秘也有好轉，得知這是每天吃茶籽油的緣故。後來朱元璋統一天下，將茶籽油封為「皇宮御膳用油」，足以顯示享用茶籽油是一種身份的象徵。

茶籽油，又稱茶油，是以茶籽為原料提煉出來的食用油，是中國特有的油料之一，已有2300多年的食用歷史，因其營養成份可媲美橄欖油，故有「中國橄欖油」、「油中軟黃金」等美譽。傳統醫學認為，茶油有清熱化濕、殺蟲解毒、潤燥清胃、退濕熱、療痔瘡等功效，如《本草綱目拾遺》載：「茶油可潤腸，清胃，解毒殺菌。」《農息居飲食譜》載：「茶油潤燥、清熱、息風和利頭目。」現代醫學證實，茶油還對降低膽固醇、預防腫瘤等有明顯功效，故茶油在國際上被稱為「長壽油」，主要功效如下：

◎ 降膽固醇

茶油含豐富不飽和脂肪酸，能降低血液中的膽固醇、三酸甘油脂等，對「三高」有明顯改善作用，且有效防止動脈硬化，保護心腦血管系統。

◎ 滋養血管

茶油具良好的生物膜流動性，能有效滋養和軟化血管，增強血管彈性和韌性。

◎ 增免疫力

不飽和脂肪酸不僅易被人體吸收，還有助人體吸收脂溶性纖維、鈣、鐵、鋅等微量元素；所含的角鯊烯、類黃酮、多酚等，能保護細胞免受自由基侵害，增強人體免疫系統功能。

◎ 調節腸胃

因富含不飽和脂肪酸及維他命A、D、E、F、K和胡蘿蔔素等脂溶性維他命及抗氧化物，故消化吸收率極高，且能有效減少胃酸，防止胃炎及十二指腸潰瘍等病發生。

◎ **延緩衰老**

茶油中的胡蘿蔔素、葉綠素等能促進細胞生長減少皺紋產生，且茶油還具有強力的抗氧化性能，能激發人體內的抗氧化酶，延緩機體衰老延年益壽。此外，茶油能消炎、鎮痛、止癢，治療頭痛、頭暈等。

茶油內服外用法

茶油除食用外，還可內服外用，用於疾病防治，且效果明顯，方法簡單：

【內服法】 適用於肝火虛旺、咽喉疼痛、咳嗽等症，可於睡前喝一至兩匙茶油，次日即可見效；老年便秘者，用10至15毫克茶油加三分一份量蜂蜜，早晚各服一次，三至五日即治癒；孕婦便秘，每日清晨空腹服一匙茶油即可。

【外用法】 適用於撞傷、破皮、燒傷、燙傷、唇裂等，用茶油塗於患處，療效極佳。冬天乾燥季洗澡時，可在水裏滴幾滴茶油，有明顯的保濕潤膚之效。

10 熟齡養生宜用烏雞黑豆烏髮湯

黑豆素有「豆中之王」的美譽，其獨特的養生功效，更令歷代養生學家推崇備至，烏髮也是其常見用途之一。

中醫認為，黑豆味甘、性平、無毒，有解表清熱、養血平肝、補腎壯陰、補虛黑髮之效。《本草綱目拾遺》言其「服之能益精補髓，壯力潤肌，髮白後黑，久則轉老為少，終其身無病」。黑豆含有豐富的蛋白質、脂肪、維他命、微量元素和粗纖維等，並具有高蛋白、低熱量的特性，其中蛋白質含量達48%以上，居豆類之首；脂肪含量也高達12%，以不飽和脂肪為主。黑豆中還含有較多的鈣、磷、鐵等礦物質、胡蘿蔔素，以及維他命B1、B2、B12等人體所需的各種營養素。黑豆在烏髮方面，也具有獨特功效。

烏雞黑豆烏髮湯

我小時常見老人煲烏雞黑豆烏髮湯，可作烏髮兼養顏用，非常有效：

【材料】 烏雞一隻、黑豆100克、製首烏20克、大棗十枚、薑片10克、食鹽適量。

【製法】 烏雞切成小塊；黑豆放入鍋中炒至皮裂後取出；大棗和何首烏洗淨。然後將烏雞塊、黑豆、大棗和何首烏一起放入砂鍋中，加適量的清水先用大火煮沸，再用小火慢燉兩小時，最後加入食鹽調味即可。

【功效】 補腎養血、烏髮美顏，適用於鬚髮早白、面色萎黃無華、神疲乏力、耳鳴等精血虧虛症狀的中年人每周一次。

除黑豆外，以下四種日常食物也有養髮護髮的功效：

1. 瘦牛肉

脫髮與鐵元素的攝取量密切相關，當人體中鐵元素的含量過低時，脫髮現象便會嚴重。若每天食用170克的牛排，即能滿足人體每日對鐵元素需求量的40%，也可食用牡蠣

(生蠔)、雞肝、燕麥片、麥片、大豆等。

2. 奇異果

維他命C和鐵是共生的營養元素，研究顯示，維他命C有助提高人體對鐵元素的吸收能力，從而使髮根牢固，每天吃一個奇異果，即可滿足人體每日對維他命C的需求量。其他含維他命C食物有紅燈籠椒、木瓜、士多啤梨、橙等。

3. 雞蛋

一隻雞蛋能提供將近4克的完善蛋白質(又稱全價蛋白質)，而蛋白質是人體能生長出秀髮的最主要化合物，雞蛋還含有動物源性的維他命B12，缺乏這種維他命會導致頭髮灰白，故每天都吃雞蛋對頭髮健康有益。其他富含維他命B12的食物還包括沙甸魚、三文魚、牛肉、河蝦和乳製品等。

4. 亞麻籽

含有能夠促進健康的植物化學元素木酚素，台灣曾有學者進行一項研究，有90%參與實驗的禿頂男性在食用亞麻籽六個月後脫髮現象出現緩解，他們每天服用50毫克的木酚素（大約為一勺半亞麻籽）就取得了更好的效果，食用亞麻籽時還要先將其磨碎，因人體的消化道很難分解消化其堅硬的外殼。需要注意的是，任何飲食不宜過偏和過量。

11 防白髮四法

在中國史上一夜白頭，不乏其人，如伍子胥。據史載，伍子胥是春秋戰國時期著名的謀士，因其家族捲入王庭內亂，父兄被楚王所殺。伍子胥連夜逃亡，躲避追殺，逃到楚國的邊界昭關時，因前有重兵把守，後有追兵將至，使伍子胥一夜之間因極度憂慮而白了頭。

到底頭髮能不能一夜之間全部變白呢？據正常分析，頭髮之所以呈現黑色，是組成頭髮的上皮細胞內含有黑色素之故，但是，如因有某些因素造成黑色素細胞的減少或黑色素分泌不足，皆會使頭髮變白，故古人謂「一夜白頭」之意，應是指頭髮在「一個很短的時間」內變白，並非真的一夜便全部變白，即人在巨大的壓力或極度焦慮的情況下，嚴重影響有關分泌失常等，使頭髮反常地變枯變黃，甚至變白之意。

在一般情況下，頭髮變白有四個原因，其防治法分別如下：

1. 遺傳或疾病因素

未到老年就出現灰髮或白髮者，與遺傳有一定關係，為常染色體顯性遺傳，也可能是某些綜合症引發，如早老綜合症、綜合性肌強直性營養不良等；此外，患上一些比較嚴重的疾病，如惡性貧血、甲亢、心血管疾病、結核病等也會導致過早出現白髮。

2. 缺乏銅鐵等微量元素

研究表明，缺乏蛋白質和高度營養不良也會早生白髮，尤其是飲食中缺乏微量元素銅、鈷、鐵等。近年來科研發現，當頭髮含鎳量增多時，就會變成灰白色，故為了防止頭髮早白，在飲食上應適量攝入含鐵和銅的食物，含鐵多的食物有：動物肝臟、蛋類、黑木耳、海帶、大豆、芝麻醬等；含銅多的食物有動物肝臟、腎臟、蝦蟹類、堅果類、杏脯乾等。

3. 缺乏維他命B

醫學研究發現，缺乏維他命B1、B2、B6也是造成頭髮過早變白的一個重要原因，故應多攝入富含維他命的食物，如穀類、豆類、動物心肝腎、奶類、蛋類和綠葉蔬菜等。中醫學認為，「髮為血之餘」，「腎主骨，其華在髮」，故應適量多吃養血補腎的食物，如枸杞、黑木耳、黑米、黑芝麻，海參等，以烏髮潤髮。

4. 壓力過大

現代人工作和生活壓力大，容易精神緊張、情緒壓抑、長期睡眠不足及思慮過度等，導致肝腎不足、氣血虧虛，也會造成頭髮早白，故要學會為自己減壓，通過深呼吸、散步等簡單的運動來消除精神疲勞;或每天晚上用溫水泡腳，對減壓也有明顯的效果。另外，要注意保持營養均衡，少吃辛辣、油膩、煎炸等食物；避免攝入過多的糖、油、鹽等，也有助預防白髮早生。

12 尋常五食 改善頭髮枯黃

有些人天生頭髮枯黃、乾燥，被人嘲為「黃毛」，為什麼會長黃毛呢？一些小孩子頭髮細軟、枯黃，這是因先天腎氣不足所致。

據《黃帝內經．素問．上古天真論》載：「女子七歲腎氣盛，齒更髮長」，即女孩子到了七歲，腎氣漸旺，開始換牙，頭髮也始長；而男孩子則是在八歲發生這些變化，然而一些人到了一定年齡，或是成年人頭髮乾燥、顏色焦黃，我認為有以下五個原因：

1. 遺傳

黃髮與遺傳相關，若父母都是黃髮，所生子女也是黃髮。

2. 缺乏微量元素

若日常飲食中缺乏人體必須的微量元素，可導致黃髮。毛髮的顏色是由毛髮中色素顆粒的量與質決定的，一般黑色頭髮中所含的是黑色素顆粒，毛髮顏色的深淺與黑色素細胞所產生的黑色素顆粒量有關。據研究，不同顏色的頭髮中所含的微量元素是不同的，如黑髮中含有等量的銅、鐵；紅色或淡褐色的頭髮中含有多量的鐵；金黃色的頭髮中則含有鐵元素，由此可見飲食中銅、鐵等元素供給不足，可使黑髮變黃。此外，飲食中長期缺乏蛋白質等，亦可導致頭髮變黃。

3. 特殊疾病

如患甲狀腺功能低下、重度缺鐵性貧血、大病初癒者等，其頭髮也會因缺乏黑色素而變黃。

4. 頻繁燙髮

燙髮影響髮根，使髮根的末梢神經、血管、色素細胞發生生理上的障礙，輕者頭髮乾枯如草，重者頭髮易脱落或變黃，甚至變白。

5. 不合理護髮

如所用洗髮水不合自身體質，或游泳後不注意護髮、洗髮，時間一久，頭髮即會變黃。

防枯髮五食物

除遺傳因素所致枯髮，無法根本解決外，其他原因所致的頭髮乾燥、枯黃，是可以通過調理、食療等方法進行改善：

1. 奇異果

奇異果富含胡蘿蔔素、維他命C、精氨酸等，有助頭髮保持水份，防止頭髮乾燥。

2. 蘋果

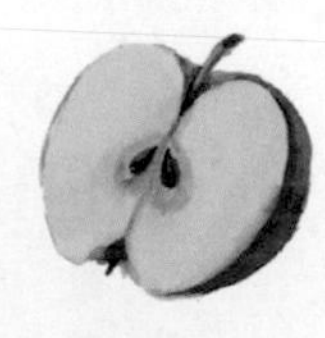

蘋果中的蘋果酸可防止皮膚和頭髮乾燥，果膠能夠保持肌膚與頭髮的水份，另外蘋果中的營養成份還具有抑制頭皮屑的生長等功效。

3. 楊桃

楊桃含蔗糖、果糖、葡萄糖，同時含有蘋果酸、檸檬酸、草酸及維他命B族及維他命C、微量脂肪、蛋白質等多種營養成份，可以幫助體內消化、滋養和保健，對頭髮具有保濕及增強彈性的作用。

4. 海魚

海魚富含煙酸，可擴張毛細血管、增強微循環，使氣血暢達，消除黑色素生成障礙，使頭髮祛黃健美，尤其適合因精神創傷、勞累、季節性內分泌失調、藥物和化學物品刺激等導致機體內和黑色素細胞生成障礙。

5. 富含維他命的食物

長期受射線輻射者，如從事電腦、雷達，以及光等工作而出現頭髮發黃者，可多吃富含維他命的食物，如豬肝、蛋黃、奶類、胡蘿蔔等，又可多吃能抗輻射的食品，如紫菜、高蛋白質的食品和喝綠茶。

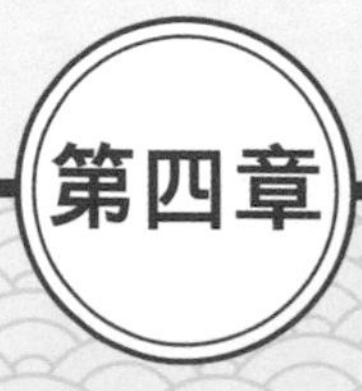

第四章

春夏秋冬四季宜忌

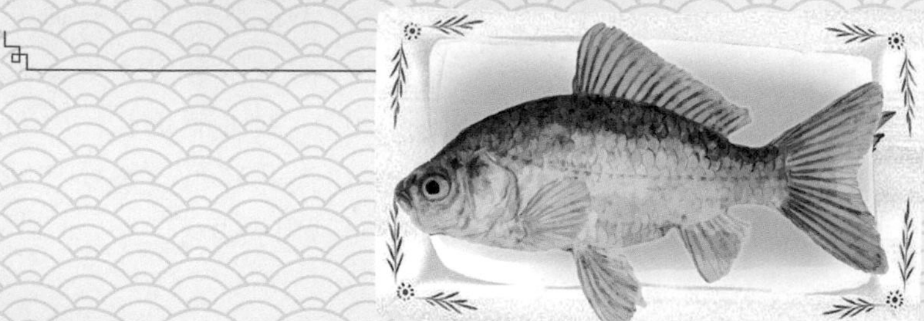

1 春宜護眼養肝

春季眼疾高發，如結膜炎、眼紅、視力下降等，中醫謂「肝主目」，這些症狀也可能是肝功能受損的先兆，故護眼也應從養肝入手。

《黃帝內經》載「肝開竅於目」，意謂肝臟的精氣滙集於眼睛，肝臟經絡上連於眼睛，且肝臟還為眼睛提供營養，即中醫所說的「肝受血而能視」，肝血充足則眼睛明亮、視物清晰；相反，若是肝部出現不適，眼部即會出現相應的不適症狀，如肝血不足，眼睛即會缺乏肝血的滋養，出現眼球乾澀、視物不清等；肝火上炎，眼部則會腫脹發紅、發炎等，因此，當眼部出現不適，可作為肝部健康狀況的反映，如眼有血絲，則可能是肝火過旺；眼睛痠澀，則可能是因肝血不足；眼睛怕光，則可能是肝陰不足；眼睛發黃，則可能是肝代謝功能受損。由於肝臟缺乏痛覺纖維，無法從肝部預先察覺其健康狀況，則可從眼部來判斷，從而及早護眼養肝。

眼睛受損六徵兆

除眼部外，身體其他一些症狀也可能是肝部病變的訊號：

◎ **全身乏力**

易疲勞是肝炎的早期症狀之一，這極易被誤認為是工作勞累。

◎ **食慾不佳**

肝臟是人體重要的消化器官，故若肝臟出現病變，消化功能也會受到影響，進而出現食慾下降、噁心、嘔吐等。

◎ **膚色暗淡**

肝功能異常會使人體的內分泌激素紊亂，影響色素代謝，使色素在皮膚沉積，從而使膚色暗淡、面色發黑、皮膚乾燥、粗糙等。

◎ **牙齦易出血**

肝臟出現病變會使肝合成凝血因子功能受損，進而影響人體的凝血功能，故在刷牙時，牙齦易出血，身體出現傷口也癒合較慢。

◎ **鼻頭黑頭粉刺多**

肝臟功能失常會使體內的雄激素增多，進而使皮脂腺分泌旺盛，使毛囊中的分泌物不能排出，易形成黑頭粉刺。

◎ **手掌發紅**

手掌若出現硃砂樣的紅色，即為肝掌，可能是出現肝臟腫大的標誌。

此外，常飲酒者若是酒量突然下降，也是肝功能受損的訊號。

紅棗護肝解藥毒

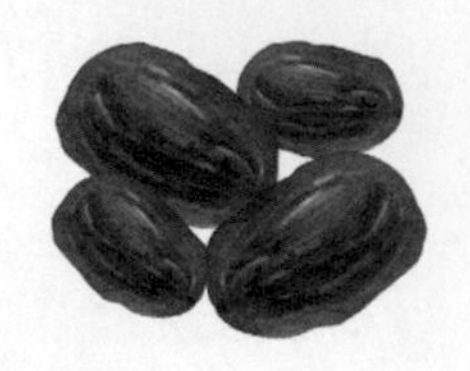

傳統常用清肝明目的藥材有菊花、枸杞、三七等，此外，紅棗也是補肝的中藥，為常用十大中藥之一。

中醫認為紅棗性溫味甘，有補脾益氣、養血安神、生津液、解藥毒等功效。其所含果糖、酸性多糖有護肝功效；所含維他命C可減輕化學物對肝臟的損傷。現代醫學研究發現，紅棗含有三萜類化合物可抑制肝炎病毒的活性，故慢性肝炎或長期服藥者可吃點紅棗以減輕肝臟的負擔，且紅棗富含氨基酸，有助合成蛋白質，預防低蛋白症狀，有健脾養肝的功效。

紅棗蒸、燉、煨、煮皆可，但因其糖份過高，煎水（30分鐘至1小時）或煮粥可減少糖份攝入，另避免生吃可能引起的腹瀉，惟也不影響紅棗的護肝作用。

紅棗食太多會脹氣，每天食用七至十顆為宜，因其性溫，有濕熱、舌苔黃者等不宜食用。

2 以葱人饌解春困

一到春季，很多人常會覺得困倦、疲乏、昏昏欲睡等，打不起精神來工作和學習，這大多是「春困」所致。一般情況下，春困的各種表現，是人體因季節轉換而做出的調節反應，雖非病態，卻於健康有損，其原因如下：

◎ 氣溫變化

在氣溫相對較低的冬季，人體毛細血管會收縮、血液流量相對減少。到了春季，氣溫升高，人體的毛孔、汗腺、血管開始舒張，血液循環逐漸旺盛，新陳代謝也開始加快，供給到大腦的血液和內源氧[註1]就會相對減少，因此會出現春困症狀。

◎ 脾失健運

中醫認為「肝應春」，到春季，肝的疏泄功能會比較旺盛，若疏泄太過，則會木（肝）旺剋土（脾），使脾胃功能失常。脾失健運，則會使人體氣血化生不足，進而引起倦怠乏力、頭暈目眩等春困症狀。

◎ **濕氣過重**

春季濕氣相對較重，濕邪侵體，致使脾的運化功能失常，也會出現春困症狀。中醫認為，濕熱體質、肝鬱脾虛、肝胃不和者，更易因濕困脾胃，而出現疲勞、乏力、頭暈等春困症狀。

民間常說「常吃葱，健如松」，還常用葱來緩解春困，這因葱含有「前列腺素A」，有舒張血管、促進血液循環、改善神經系統功能等作用，使大腦保持清醒靈活，故春天適當地吃葱，可有助緩解春困。

此外，春吃葱有助預防春季常見的呼吸道傳染病等，這因葱含有「烯丙基二硫化物」，對痢疾桿菌、葡萄球菌等均有抑制作用；葱所含的揮發性蒜辣素也具有較強的殺菌能力，且葱含有人體所需的營養素，如葱白含膳食纖維、多糖，以及鎂、鐵、磷、硒等；葱葉含維他命A、B1、C、鈣、葉綠素、類胡蘿蔔素等，故春季常以葱做菜餚或配料，有利於春季養生。

現代醫學研究認為，出現春困症狀與人體蛋白質、維他命攝入不足，以及機體處於偏酸環境有關，故春季可相應地調整飲食。

◎ **增蛋白質**

優質蛋白質有助增強體力，使人精力旺盛，故可增加魚類、雞蛋、牛奶、雞肉、花生等，滿足人體對蛋白質的需要。

◎ **增維他命**

維他命有助消除精神緊張，紅蘿蔔、大白菜（紹菜）、韭菜、馬鈴薯、椰菜花、椰菜、番茄、芹菜等富含維他命，可適量多食。

◎ **增鹼性食物**

鹼性食物可中和人體內的酸性代謝物，消除疲勞感，如海帶、菠菜、紅蘿蔔、番茄、蘿蔔、洋葱等。

另外，患有嗜睡症、中風、甲狀腺功能減退、抑鬱症、肝炎前期、高血壓、糖尿病等疾病患者也會出現與春困相類似的症狀，故有上述疾病風險者，或春困症狀嚴重者需加以重視，最好是到醫院進行身體檢查。

註1：內源氧，指細胞內直接參與呼吸作用時的氧，不是平常所指的氧氣。

3 早春食豆芽 疏肝健脾

豆芽、豆腐、麵醬、麵筋並稱「中國食品四大發明」，為重要的豆製品，因豆芽晶瑩皎白，形似一柄如意，又稱「如意菜」，在新春食豆芽，既養生又意頭好。

據《神農本草經》載，豆芽已有二千多年的食用歷史，最初主要用作食療和道家養生。到宋代，豆芽已在民間普及，人們將豆芽、筍、菌並列為「素食鮮味三霸」。清朝人稱豆芽為「掐菜」，是因食豆芽時需掐掉根鬚等，且在當時，豆芽因價格便宜而不受重視。如清代文人、美食家袁枚（1716年至1798年）在《隨園食單》中寫道：「豆芽柔脆，余頗愛之。炒須熟爛。作料之味，才能融洽。可配燕窩，以柔配柔，以白配白故也。然以極賤而陪極貴，人多嗤之。」豆芽和燕窩，一個極賤，一個極貴，人們認為不相稱，但真正懂養生和美食者，不會因為價格便宜而忽視豆芽的食用價值。

疏肝健脾

古人常說「春吃芽，夏吃花」，「芽」即是各種豆芽和芽菜。豆芽包括黃豆芽、綠豆芽、蠶豆芽、豌豆芽等，以黃、綠豆芽最為常見。中醫認為，黃豆芽味甘性涼，入脾、大腸經，有清利濕熱、消腫除痹等功效；綠豆芽味甘性涼，入心、胃經，有清熱解毒、利尿除濕等功效；黑豆芽養腎，礦物質鈣、磷、鐵、鉀等較為豐富；豌豆芽護肝，富含維他命A等；蠶豆芽健脾，富含鈣、鐵、鋅等。

春季氣候乾燥，易誘發口角炎等，這因人體缺乏維他命B2所致。中醫認為，豆芽滋養潤燥、清熱解毒，且維他命含量豐富，特別是黃豆，每100克中，含維他命B 20.1毫克，可有助預防口角炎。此外，春吃豆芽，有利於疏通肝氣、健脾和胃等，有助五臟從「冬藏」轉向「春生」，順應天時養生。

黃豆為益壽食品之首

近代醫學研究發現，在十大益壽食品中，黃豆和黃豆芽位列榜首，而綠豆和綠豆芽位列第六位。專家認為，這因豆芽含有大量的抗酸性物質，有助防老化。另外，據美國營養與飲食學會（Academy of Nutrition and Dietetics, AND）專家研究發現，豆芽中的維他命A有助人體免疫系統健康；維他命C有助皮膚角質生成，可減少皺紋；維他命E可保護皮膚和毛細血管，預防動脈硬化和老年高血壓；植物營養素有助清除致癌物質，故常吃豆芽益壽。

儘管豆芽源自豆類，營養成份卻在發芽後大有改變，如黃豆含有較多胰蛋白酶抑制劑（Trypsin Inhibitor）和植酸（Phytic Acid），影響人體對其營養成份吸收，且食多易腹脹，但在其發芽過程中，這些物質會減少或消失，利用率也會提高，故相較之下，食用豆芽更利健康。在烹炒豆芽時，需充分加熱熟透，同時，放點醋（不宜多），既可保持豆芽的白色，又可保持水份和維他命C等營養成份不會流失。另外，豆芽性涼偏寒，可搭配薑絲，以中和其寒性，不過，慢性胃炎、慢性腸炎患者及脾胃虛寒者則不宜多食。

4 盛夏宜出養生汗

俗語謂「伏天不流汗，病來急白頭」，三伏天（7月中旬到8月中旬）流汗是順應自然的生理現象，但很多人卻選擇吹冷氣、少運動、使用止汗劑等，以避免出汗，這實則有違養生之道。

「汗者，精氣也」，汗來源於食物和水，生成於脾胃。在一般情況下，健康的成年人每天排汗約600至700毫升。人體排汗的主要作用是調節體溫，一毫升汗液可散發約580卡熱量。出汗是日常生理現象，人體大約有200萬至500萬個汗腺，且全年無休，即使在較為舒適的環境下也會出汗，只是不易察覺，此為「不可感知汗液」；當溫度升高、活動強度增加、情緒波動等情況下出汗，則是「可感知汗液」。中醫把汗分為「靜汗」和「動汗」，靜汗即被動出汗，如周遭溫度上升等；動汗即主動出汗，指以主動運動等方式使人體溫度升高，加快體內微循環，促使人體流汗，這種適量地出汗，於身體大有裨益，是為「養生汗」。

為何出汗要適量，宜經常微微出汗的方式而忌「瀑布汗」呢？因中醫說「津血同源」，血是由津液生成，汗是津液，故出汗過多會傷津液，津液不足，人體的血氣便受影響，從而出現心悸、氣短、乏力、易疲勞等症狀。

在三伏天，很多人難免要在冷氣房內工作、生活，這會使人體的排汗功能減退，降低人體對季節變化的調節和適應能力，以致出現身體沉重、精神不振、失眠甚至是高血壓等慢性病，因此，從養生的角度出發，應主動地排汗，中醫說「動汗可貴」，即是此理。三伏天有排汗四方，簡述如下：

1. 曬太陽

陽光是主動出汗的最佳「能動劑」，曬太陽可加快人體新陳代謝，喚醒人體的出汗機能。曬太陽宜在早上九至十時和下午四至五時，每天15分鐘左右即可。

2. 飲薑茶

夏季炎熱，人體皮膚毛孔張開，體內陽氣外洩，故體內陽氣不盛，且夏季多食生冷和吹冷氣，體內易積寒。生薑辛溫解表，可促進體內血液循環，溫熱全身，故用生薑片泡水飲或泡茶時加一兩片生薑，有助暖脾胃、散寒發汗等。

3. 適量運動

運動時間選在早晚不太炎熱之時，以30至60分鐘為宜，運動強度適中，以慢跑、快走為佳。夏季運動最易大汗淋漓，因此，運動前後和運動過程中都要補充水份，以及鉀、鋅、鈣等微量元素。運動後切忌立即沖涼、直吹風扇和冷氣等。

4. 三伏天艾灸

傳統認為三伏天最宜做艾灸防治疾病和強體，我每年皆用此法養生，因為做艾灸時，身體會微微出汗，既可排養生汗，又可強身。

5 清熱消暑飲綠茶

古謂「夏飲綠，冬飲紅，一年到頭喝烏龍」，認為綠茶是夏季的最佳飲品。這因其不僅清熱消暑，還可生津止渴、消食化痰等。

據唐代「茶聖」陸羽（733年至804年）的《茶經》載：「茶之為飲，發乎神農氏。」這一說法可能源自神農氏的傳說，據說公元前2737年，「神農嘗百草，日遇七十二毒，得荼(即茶)而解之」。這麼說來，飲茶的歷史已有4700多年了。據《華陽國誌·巴誌》載，在周武王伐紂時，巴人曾為周武王的軍隊獻茶，由此可知，茶至少已有三千多年歷史。明太祖朱元璋（1328年至1398年）嗜飲綠茶，於1391年下詔「罷造龍團，唯採茶芽以進」，即停止製造費工費時且價格昂貴的團茶，只進貢綠茶。綠茶由此開始盛行。

綠茶，又稱不發酵茶，著名有西湖龍井、黃山毛峰、六安瓜片、信陽毛尖等，其在經殺青、揉擰、乾燥等工序後，鮮葉內的天然物質保留較多，其中茶多酚、咖啡鹼保留85%以上，葉綠素則保留50%左右。

夏季高溫濕熱，易使人體的生理功能和食慾等發生變化。中醫認為，茶葉性寒，味苦、甘，入心、肺、胃經，有清熱消煩、消食化積、通利小便等功效。《本草綱目》載:「茶苦而寒，陰中之陰，沉也降也，最能降火，火為百病，火降則上清矣……若少壯胃健之人，心肺脾胃之火多盛，故與茶相宜。溫飲則火因寒氣而下降……使人神思爽，不昏不睡，此茶之功也。」故夏季飲茶，可清熱消暑，尤其是綠茶，因加工方式的不同，在諸茶中保留茶葉的寒性最多，因此，除脾胃虛寒者、過敏體質者等，夏天皆可適量地飲綠茶養生，尤適合體質偏熱、胃火旺者等。

減脂瘦腰

唐代《本草拾遺》中說茶「久食令人瘦」,《本草求真》稱茶「凡一切食積不化……服之皆有效」，這因茶中含有茶鹼和咖啡因等，有助活化三酸甘油脂解脂酶等，減少脂肪堆積，減肥瘦身；咖啡鹼可提高胃酸液分泌量，助消化、增強人體對脂肪的分解能力；綠茶中含有豐富的兒茶素，有助減腹部脂肪，這也是「夏飲綠」的原因之一。

芬蘭研究發現，男性長期飲茶，發生中風的機率降低21%；

法國研究發現，女性長期飲茶，發生血栓的機率降低32%；外國有研究還發現，長期飲茶可降低身高體重指數（Body Mass Index, BMI），有助預防心血管疾病和糖尿病等。綠茶中茶多酚含量最高，故效果也是最好。

此外，夏飲綠茶還有提神醒腦、降膽固醇、緩解疲勞、防輻射等功效，惟飲茶不宜過度，成年人一般每天約喝四杯為宜。另外，泡綠茶宜用攝氏80度至85度左右的開水泡兩至三分鐘即可，不宜超過五分鐘，時間過久，茶葉中的農藥殘餘、重金屬等有害物質即會釋放出來。

6 夏吃竹蓀助減肥

身體脂肪過多者，宜抓緊夏天時間，適當地減磅。竹蓀名列「四珍」（即竹蓀、猴頭、香菇、銀耳）之首，有刮油功效，食用可減肥。

竹蓀，又名竹笙、竹參等，是寄生於枯竹根部的隱花菌類，形狀似網狀乾蛇皮，有深綠色菌帽、雪白色圓柱狀的菌柄、粉紅色的菌托，還有一圍細緻潔白的網狀裙，故竹蓀又稱「雪裙仙子」。形態如此特別的竹蓀，入饌後味道也異常鮮美、口感軟脆、清香誘人，在古代是宮廷貢品，如今則是國宴中的一道名菜。竹蓀的食用歷史也頗為悠久，如唐代的《酉陽雜俎》、南宋的《菌譜》、明代的《廣菌譜》等均有記載。清代的《素食説略》介紹了竹蓀的食用方法：「滾水淬過，酌加鹽、料酒，以高湯煨之。清脆腴美，得未曾有。或與嫩豆腐、玉蘭片色白之菜同煨尚可，不宜夾雜別物並搭饋也。」頗具參考價值。

據現代醫學研究分析，竹蓀乾品中，含粗蛋白19.4%，且富含十多種氨基酸和多種維他命，其中谷氨酸含量高達1.76%，這是其味道鮮美的原因所在；另含粗脂肪2.6%、菌糖4.2%、粗纖維8.4%，以及多種礦物質等。中醫認為，竹蓀有補氣益腎、健脾養胃、補腎明目、清熱潤肺、活血祛痛等功效。現代醫學則認為其有以下三大功效：

1. 增免疫力抗癌

竹蓀含有豐富的多醣，有增強免疫力、抑制和消除癌細胞、輔助治療癌症的作用，據說，雲南的苗人患癌率極低，與他們常食竹蓀有關。

2. 刮油減脂

減少脂肪囤積，有刮油的作用，利於減肥。

3. 預防心血管疾病

長期食用竹蓀可減少血液中的膽固醇含量等，有助預防心血管疾病。適合需要減肥者、三高患者、腫瘤患者等食用。當然，一般人皆可食用竹蓀，但脾胃虛寒、體質偏寒者除外，這因竹蓀性涼，會加重虛寒症狀。

竹蓀的「特異功能」在於將之烹飪後可保存較長時間而不腐爛，即使是在夏季，和其同煮的食物也能保持較久的時間，不會很快變餿腐敗。食物腐敗，是因蛋白質、脂肪和碳水化合物等在酶的作用下發生的一系列變化；此外，微生物的繁殖、分解等也會加速食物的腐敗；酶黴菌、青黴菌、微球菌屬、桿菌類細菌、黏狀絲菌、發酵酵母等是常見的致腐菌。實驗表明，竹蓀中的水提物、乙酸乙酯提取物等均有抑制上述菌類的作用，故竹蓀對肉類、澱粉類食物中的致腐菌、致病菌、酵母菌有一定的抑制作用，因此，在炎熱的季節食用竹蓀不僅有抑菌作用，還可延緩同煮食物腐敗。

7 秋季飲食五精要

秋季是氣溫從熱到涼、從涼到寒的過渡階段，也是自然界陽消陰長的轉折期。秋天氣候乾燥，空氣中缺乏水份，故燥邪為秋天的主氣。初秋時節，夏天的餘熱尚未除盡，氣候較熱，與燥邪結合成溫燥；而深秋時節，氣溫轉涼，與燥邪結合成涼燥。燥邪最易侵犯肺呼吸道及腸道等多津的器官，還會使人出現皮膚乾燥、口鼻乾癢、眼睛乾澀等情況，故秋季養生，尤為重要，在飲食上應多選以下五大類：

1. 潤燥安神類食物

根據中醫燥則潤之原則，秋季應以養陰清熱、潤燥止渴、清心安神的食物為主，如可多吃蜂蜜、銀耳、芝麻、百合、乳品等。

2. 滋陰潤肺類食物

秋季對應肺臟，飲食應以滋陰潤肺為宜，可多吃雪梨、甘蔗、百合、豆漿等食物。

3. 平補的食物

秋季是人體最適宜進補的季節，以保證冬季來臨時能減少病毒感染、防止舊病復發，秋季進補應選防燥不膩的平補之品，如茭白、蓮子、桂圓、核桃、黑芝麻等。

4. 健脾胃的食物

經歷苦夏的煎熬，人體進入秋季後脾胃功能仍普遍較弱，故養生還要注意調理脾胃，宜多食用健脾胃食物，如山藥、山楂、栗子、大棗等。

5. 宜增酸少辛

《黃帝內經》載：「肺主秋，用酸補之，辛瀉之。」指酸味收斂補肺，辛味發散瀉肺，秋天宜收不宜散，故飲食應增酸少辛，可多吃蘋果、柚子、石榴、葡萄、檸檬、山楂等酸味果蔬，少食葱、薑、蒜、辣椒等辛味食物。此外，中醫有「宜食麻以潤其燥」的說法，秋季可在每日飲食中加少量芝麻油，用芝麻做菜、煮粥等。

六大原則

秋季養生，以潤肺、去燥、養肺氣為主，其六大原則總括如下：

1. 朝喝鹽水晚喝蜜

白天喝點鹽水，晚上喝點蜂蜜水，這既能補充人體水份，又是抗衰老的秋季養生良方，還可防治秋燥引起的便秘。

2. 潤肺去燥

秋季應注重潤肺去燥，少食辛辣燥熱食品。

3. 調節肺氣

秋季最宜練氣功調養肺氣，有利於治療肺部疾病、預防感冒。

4. 少辛多酸、少食寒涼

應盡量少辛多酸，少吃寒涼食物或減少生食大量瓜果，尤以脾胃虛寒者更應謹慎。

5. 重視精神調養

預防秋燥要重視精神的調養，宜常以平和心態對待事物，順應秋季收斂之性。

6. 運動後及時換衣擦身

俗話說「秋傷於濕，冬生咳嗽」，秋季運動過後要及時擦汗或換衣物，不能立即洗澡，以免濕氣鬱留體內。

三個誤區

1. 秋不食薑

我認為秋季非絕對不能食薑，而是應該少食。薑屬辛辣食物，多食易生內熱，但薑能溫肺暖胃、散寒止咳等，秋季治寒性疾病仍用到薑，將少量薑作調味品食用，問題不大。

2. 秋瓜壞肚

民諺「秋瓜壞肚」，指立秋後常生食瓜果易引發胃腸道疾病。秋季人的脾胃多處虛弱狀態，此時多吃瓜果，易損傷脾胃，尤其是脾胃虛寒者，但非所有人皆不能吃，而是應適量，且潤肺水果還可多吃，如梨、蘋果等。

3. 食肉貼秋膘

民間素有「貼秋膘」之說，指立秋後為補償夏季虧空，要多吃肉，以肉貼膘，但對現代人來說，此民俗並不一定適用。飲食應科學搭配，以免加重脾胃負擔，且貼秋膘要分人，高血脂、脂肪肝、體重超標者等，不宜增加食肉量。

8 初秋防燥七重點

立秋過後，氣候漸乾燥，陽氣漸收斂，陰氣漸升長。若從陰陽五行理論來説，秋季是對應五行中（金、水、木、火、土）的金，五臟為肺，肺主氣司呼吸，而秋季燥邪當令，肺為「嬌臟」，與秋季燥氣相通，容易感受秋燥之邪，使人易患感冒，出現咽癢、嗆咳等咽喉炎疾病，且許多慢性呼吸系統疾病在秋燥影響下也易復發或加重，故秋季養生，應以養陰清燥、潤肺生津為基本原則。

微出汗體育鍛煉

為防止秋燥給人體帶來的影響，初秋養生，要應注意以下七項：

1. 秋要養陰

燥為秋天的主氣，故秋季養生首要注意養陰，宜多喝水，以補充夏季丟失的水份。

2. 適度鍛煉

避免大汗淋漓，因出汗過多會損耗人體之陰。

3. 多親近大自然

秋季常漫步田野、郊區、公園等，有助於養陰。

4. 調理脾胃

立秋之後應少吃寒涼之物、生食瓜果等，脾胃虛寒者尤甚。夏秋之交飲食應側重清熱、健脾、少食多餐，少吃辛辣刺激油膩類食物，注意清瀉胃火。

5. 預防秋乏

俗語說「春困秋乏」，秋乏是人體補償夏季超常消耗的保護性反應，常表現為倦怠、乏力、精神不振等。防秋乏的最好方法是適當的做微微出汗體育鍛煉（忌做大汗淋漓運動），如緩跑步、行山等有氧運動；此外，保持充足睡眠，亦可防秋乏。

6. 預防秋燥

秋季天氣乾爽少雨，人體易虛火上延出現秋燥。中醫認為，燥易傷肺，易致身體津液不足，出現皮膚乾燥、咽癢咳嗽等津虧液少的乾燥症。防秋燥重在飲食調養，應適當多食潤肺清燥、養陰生津的食物。

7. 預防感冒

秋季氣候多變、溫差大，致感冒增多。預防感冒，首先要根據氣溫變化適當增減衣物，其次室內冷氣溫度不宜過低，以攝氏25度至27度為宜。

綜合以上所述，秋季養生應以養陰清燥、潤肺生津為基本原則。

秋季「四養生法」

1. 早睡早起

早睡以順應陰精的收藏，早起以紓達陽氣，立秋過後，一般以晚上十時入睡、早上六時起床為宜。秋季不宜終日閉戶或蒙頭大睡，應勤開門窗，保持室內空氣暢通，並應養成露頭而睡的習慣，以減少呼吸疾患。

2. 適當「秋凍」

秋不忙添衣，可有意識的凍一凍，這可避免因多穿衣服所致身熱汗出、汗液蒸發、陰津傷耗、陰氣外洩等情況，但「秋凍」並不是遇冷少穿衣，應以涼而不寒為度，且秋凍要因人因天氣而異，老人、小孩、體弱多病者要及時保暖。

3. 強身健體

秋季秋高氣爽，適宜運動鍛煉，但此時肌體活動處於「收」

的狀態，陰精陽氣也處於收斂內養的階段，故運動不宜過猛，可進行慢跑、快走、登山、早操等項目。

4. 晨起喝粥

中醫有「燥則潤之」的養生理論，秋季可多喝滋陰潤燥的湯水，以抵禦秋燥，可將早餐改為喝粥，特別是一些藥膳粥，可利膈養胃、潤燥生津。

9 入秋養肺四法

中醫認為，肺主秋季，燥又為秋之主氣，肺不耐寒熱，又通過口鼻與外界相通，故很容易被秋燥所傷。立秋後，當秋天涼風來襲，身體能立刻感知涼意，汗液往回收，津液往裏走，但若收斂太過，體表就會感覺乾燥，如鼻孔乾燥、咽嗓乾燥、皮膚乾燥、毛髮乾枯、大便乾結等。

此外，呼吸道系統是一個開放的器官，從鼻腔到氣管再到肺部，一旦受到秋季乾冷的空氣侵襲，就會損傷黏膜，引發呼吸道病變，故秋季養生重點是養肺、潤肺。

中醫指肺為嬌臟有「六怕」包括：

1. 肺怕燥

「燥令傷肺」，肺與秋氣相通，秋季氣候乾燥，最易損津傷肺。

2. 肺怕寒

肺與喉、鼻相連，寒邪最易經口鼻傷肺。

3. 肺怕熱

肺既怕寒又怕熱，肺受熱後易出現咳、喘等症。

4. 肺怕悲憂

《黃帝內經》載「悲則氣消」、「憂愁者，氣閉塞而不行」，指過度悲傷或憂愁，最易損傷肺氣，或致肺氣運行失調。

5. 肺怕霾、煙刺激

肺為「清虛之臟」，霧霾、長期吸煙、二手煙等都會導致肺泡內痰飲積滯、阻塞氣道。

6. 肺怕大便不通

肺和大腸經絡相通，大便通暢則有利肺氣下行。

常笑養肺法

傳統中醫有「常笑宣肺」之說，笑是養肺方法中，最簡單易行又便宜有效的方法。現代醫學證明，不同程度的笑，對呼吸器官、胸腔、腹部及其他內臟、肌肉等都有適當的協調作用，尤其是對呼吸系統。

大笑能使肺部擴張，且人在笑中會不自覺地深呼吸，可清理呼吸道，使呼吸更通暢。另外，人在大笑時可吸入更多氧氣，隨流暢的血液行遍全身，使身體每個細胞都可獲得充足氧氣，但是，笑也要適度，如患有高血壓、動脈硬化等病者及手術後病人，不宜放聲大笑或狂笑；此外，孕婦也不宜經常大笑，以免造成腹部猛烈抽搐致早產或流產等。

呼吸清肺法

適度的呼吸動作有助於清肺，介紹以下兩種呼吸法：

1. 腹式呼吸法

伸開雙臂，盡量擴張胸部，然後用腹部帶動來呼吸。此法可增加肺容量，且有助肺氣腫、慢阻肺病人改善病情。

2. 縮唇呼吸法

快速吸滿一口氣，然後像吹口哨似的慢慢「吹」出。此法可讓空氣在肺部停留時間更長些，使肺部氣體交換更充分。

此兩種呼吸法，可每日早晚在空氣清新的地方各練一組，每組次數自行控制即可。

按摩護肺法

秋季溫差大，人易感冒，可通過按摩來達到養肺潤肺的效果，推薦以下兩種按摩法：

1. 按迎香穴

將兩手拇指外側相互摩擦至發熱後，沿鼻樑、鼻翼兩側上下摩擦約60次，然後，按摩鼻翼兩側的迎香穴（位於鼻唇溝與鼻翼交界處）20次。此法可每日早晚各做一兩組。

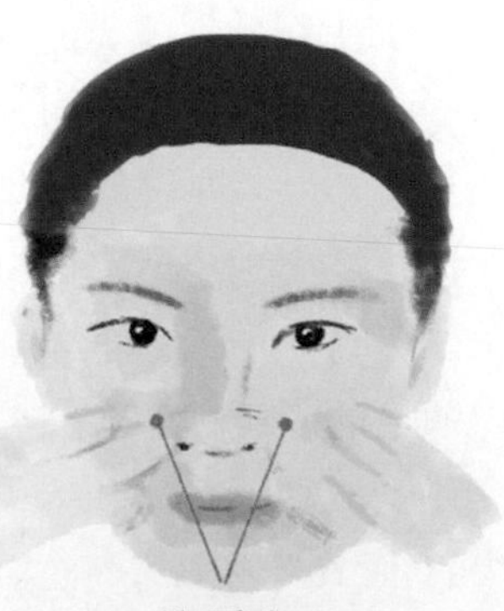

2. 叩肺腧穴

坐下來，兩膝自然分開，雙手放於大腿上，頭正目閉，全身放鬆後吸氣於胸中，兩手握空心拳，輕叩背部肺腧穴（位於背後第三胸椎棘突下，左右旁開二指寬處）數十下，同時抬手用掌從兩側背部由下至上輕拍，持續約十分鐘。此法可舒暢胸中之氣，具健肺養肺之效，且有助體內痰濁排出、通脊背經絡、預防感冒等。

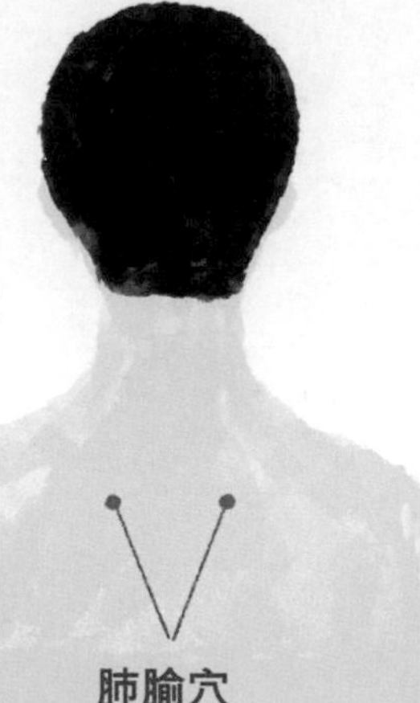

10 冬季宜防頸椎病

冬季寒涼，很多人會因受涼而感冒咳嗽、嗓子發炎，原因之一是頸部受涼所致，更有甚者會誘發頸椎病，故冬季養生宜注意頸部保暖。

在冬天的低溫時段，有的人會不太注重頸部保暖，照常穿開領或低領的衣服，致使寒邪從頸部侵入人體。頸部是人體連接頭部與軀幹的橋樑。頸部上下不僅充滿血管，還有許多重要的穴位，如大椎穴、風池穴等，因此，頸部的防護決定着人體許多部位的健康。若只防寒氣侵入頸部，則一條圍巾即可解決問題，但問題決不只這麼簡單，研究證實，因受涼患感冒和咽喉炎時，會引起頸後部、肩上區、肩胛區疼痛，以及頭痛、頭暈、落枕、頸椎病等，其中頸椎病危害最大。

頸椎病，是椎間盤退行性病變引起的頸椎不穩定、平衡失調或刺激，壓迫鄰近神經組織而產生的一系列症狀和體徵，亦稱「頸椎綜合症」，主要以頸項和肩背部的疼痛不適、活動受限為主要症狀。常聽人說，上班族中，30%的人患有頸椎病，70%的人頸椎病有問題，這絕不是危言聳聽，再加上現在的人常低頭玩手機，頸椎問題就更加普遍。頸椎病會使脖子變得僵硬，嚴重者還會導致活動受限。頸椎病患者同時亦會伴隨有頭暈腦脹的情況，甚至噁心想吐及猝倒等。頸椎病導致患者的肩背位置感覺沉重，上肢無力，肢體及皮膚的感覺會出現減退，例如出現手指發麻、握不住東西等；下肢則會變得無力，雙腿麻木、走路不穩等。此外，頸椎病更會影響人體交感神經，故患者會出現視力模糊、頭暈頭痛、耳鳴耳聾等症狀。

很多人會在頸部痠痛時選擇推拿按摩緩解疼痛。這其實有很大的風險，不恰當的推拿按摩會加重病情。實際上，輕微的頸椎病可以自癒，而嚴重者則需就醫。在日常生活中，要預防頸椎病，除冬季做好頸部保暖外，上班族在坐姿上盡可能保持自然的端坐，頭部略微前傾，保持頭、頸、胸的正常生理曲線，避免頭頸部過度後仰或過度前屈。我是香港大學「國際金庸研究會」的創會會長，以查良鏞先生（金庸）為例，其寫稿桌子上有一個與桌面呈10度至30度的「斜面工作板」，實有利於其坐姿的調整，以減少頸椎病的發生。過去，我們長期在枱上看書和工作，很多人都想有一塊斜面工作板，現今網上商店或百貨公司等已有眾多這類東西供選購，幫助我們減少頸椎問題。

11 寒天美食——鯽魚

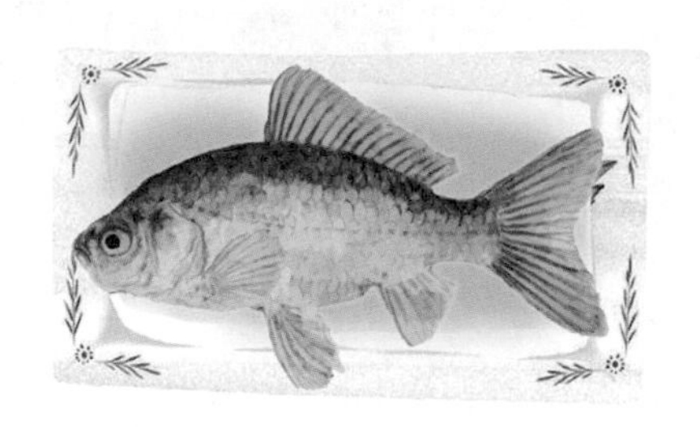

古謂「冬吃鯽魚，夏吃鯉」，鯽魚在冬季最肥美，且溫補脾胃等，營養價值極高，故冬季食用魚類，首選鯽魚。

鯽魚，別稱「喜頭」，又叫土鯽、鮒魚、河鯽等，是廣泛分布於內陸江河湖塘的淡水魚。據《嘉靖太倉州誌》載：「鯽，至冬味肥美，故吳俗有冬鯽夏鯉之諺，此蓋小鮮之佳者。」《本草綱目》也說：「鯽喜偎泥，不食雜物，故能補位胃。冬月肉厚子多，其味尤美。」由此可知，自古以來皆以為鯽魚在冬季最為美味。這因到了冬季其他魚類都不大活動，而鯽魚生性活潑，仍會游動覓食，故肉質豐腴肥厚。鯽魚清蒸、紅燒、燉煮、煎炸皆宜，尤以燉湯最為鮮美。清代文學家鄭板橋（1693年至1766年）在友人家喝過鯽魚湯後讚道：「作宦山東十一年，不知湖上鯽魚鮮。今宵嘗得君家味，一勺清湯勝萬錢。」

活血補脾胃

中醫認為，鯽魚性平、溫，味甘，入脾、胃、大腸經，有益氣健脾、溫中開胃、利水消腫、活血通絡、清熱解毒、通脈下乳等功效。《本草綱目》中載：「諸魚屬火，唯鯽魚屬土，故能養胃。」據《醫林篡要》載：「鯽魚性和緩，能行水而不燥，能補脾而不濡，所以可貴耳。」另據《本草經疏》載：「魚調味充腸，與病無礙，諸魚中惟此可常食。」故鯽魚是可常食的，兼具營養和藥用價值。

現代營養分析認為，鯽魚所含蛋白質屬優質蛋白，因其蛋白質的氨基酸組成與人體的接近，食用後消化吸收率高達96%，且鯽魚富含亮氨酸、賴氨酸等多種人體必須的氨基酸；鯽魚的脂肪多為不飽和脂肪酸，包括具有降血脂、防治動脈粥樣硬化、抗癌等作用的二十碳五烯酸（Eicosapentaenoic acid, EPA）；鯽魚富含維他命A和維他命D、鐵質、鈣質和磷質等礦物質。

鯽魚蘿蔔湯

民間認為「冬吃蘿蔔，夏吃薑」，蘿蔔和鯽魚同樣適宜冬季食用，兩者同食有開胃消食、健脾補虛、化痰止咳等功效。鯽魚蘿蔔湯的食材簡單，做法方便，具體如下：

【材料】 鯽魚一條（200克以上為佳）、白蘿蔔200克、生薑、葱、料酒、鹽等適量。

【煮法】 1. 將鯽魚洗淨，刮鱗摳鰓、剖腹去臟，將魚肚內的黑色黏液清除乾淨，洗淨後，在魚身兩側各劃幾刀；
2. 把鯽魚放入油鍋中，兩面煎至金黃色，放入料酒，再加入清水煮開，然後放入葱和薑；
3. 煮開後再放入洗淨切絲的蘿蔔煮三至五分鐘，落鹽調味，即成。

注意

1. 鯽魚的魚骨細小且多，食用時需要注意；
2. 傳統認為，鯽魚與羊肉、鹿肉、雞肉等同食易生熱；陽虛體質、有內熱者，忌食鯽魚；
3. 痛風患者、尿酸高者、肝腎疾病患者、出血性疾病患者等，也不宜吃鯽魚。

12 冬飲菌湯 增強免疫力

俗謂「要想身體好，菌湯是個寶」，又有「春吃鮮花夏吃果，秋吃野菌冬喝湯」之說。菌湯是指蘑菇湯，有助增強人體免疫和抗病力，故古羅馬人稱之為「上帝的食品」。冬季涮火鍋，是許多人的飲食首選，而健康愛好者，涮火鍋也少不了各種菌類蘑菇。聯合國健康報告指出，日常最佳飲食結構為「一葷一素一菇」，菇即菌類蘑菇；世衞也將菌湯和綠茶、豆漿、乳酪等同列為「六大保健飲品」。

蘑菇種類繁多，常見的則有平菇、金針菇、香菇、木耳、雞腿菇、杏鮑菇、茶樹菇等。菇類營養成份的突出特點，可歸結為「四高一低」，即高蛋白質、維他命、礦物質、膳食纖維、低脂肪，這非常符合現代人的營養要求，故蘑菇有「植物性食品的頂峰」之譽。

新冠疫情期間，養生的首要任務是提高免疫力。蘑菇含有豐富的蛋白質、碳水化合物、維他命和礦物質，有助增強人體免疫力，且蘑菇屬於真菌中的大真菌，含有豐富的真菌多糖，多糖可活化細胞免疫，促進淋巴細胞轉化、啟動T細胞和B細胞，提高巨噬細胞的吞噬能力，從而提高人體抗病能力。此外，蘑菇還有預防癌症、增加能量、抗氧化、助消化等功效。

不同的蘑菇也有不同的功效，如平菇降脂、草菇解毒、雙孢菇補鋅、木耳潤燥、杏鮑菇降糖等等，可根據口味和需求選擇相應的菇類燉湯。經常食用的香菇和金針菇則各有功效。香菇又名香菌、冬菇等，因其味道鮮美、營養豐富，故有「山珍之王」的美譽。據《本草綱目》載：「(香菇) 性甘、味平、無毒，能化痰理氣、益味助食、理小便不禁等。」現代醫學研究證實，香菇具有良好的保健功能和較高的藥用價值，其含有香菇素和香菇多醣，有增強免疫力的作用和增強人體的抗腫瘤能力。此外，香菇含有麥甾醇（Ergosterol），經日光照射可轉化為維他命D，促進人體對鈣、磷等的消化吸收，故香菇也是補充維他命D的最佳食材之一。

金針菇又名樸菇、金菇、冬菇（因其喜低溫，冬季出菇，故名）等，蓋滑、柄脆、味鮮，營養極豐富。中醫認為，金針菇性寒，味甘、鹹，入肝、胃、腸三經；金針菇富含賴氨酸等，有益智和健腦作用，故金針菇又稱「益智菇」；又因其富含鋅，有助於預防男性前列腺疾病，故男性可適量多食金針菇；脾胃虛弱者不宜食用。食用金針菇宜先用清水浸泡兩個小時，烹飪時將之煮軟煮熟，使其所含的有毒成份秋水仙鹼徹底分解。

注意

蘑菇嘌呤物質較多，會增加體內尿酸排泄量，故痛風患者及尿酸高者慎食蘑菇。正常人以每天90克鮮蘑菇或9克乾蘑菇為宜。

第五章

簡單易行的養生之道

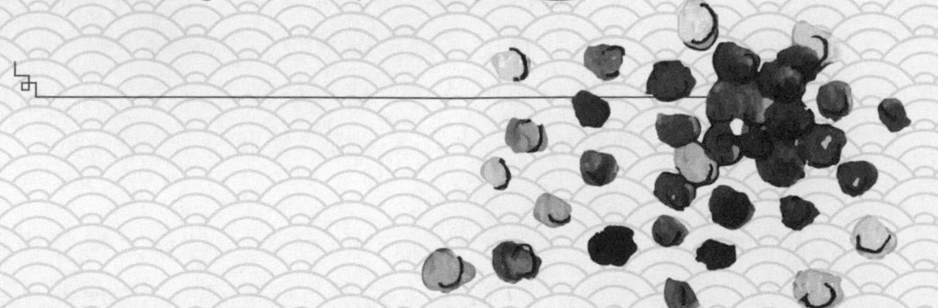

1 春季梳頭好處多（一）

新的一年從「頭」開始，養生亦然。春季勤梳頭，是一種極好的養生法。北宋大文學家蘇東坡晚年尤其重視梳頭養生，他曾賦詩道：「羽蟲見月爭翾翻，我亦散髮虛明軒。千梳冷快肌骨醒，風露氣入霜蓬根。」其大意為：在皎潔的月光下，秋蟲翩翩起舞，我散開長髮站在空曠的軒閣上，頻頻梳理，使得頭腦清醒、筋骨強健，頭髮也長得更茂密。據說，蘇東坡一生坎坷，特別是當年被貶惠州後，因精神創傷和生活驟變使他陡見衰老。為養生保健，蘇東坡在名醫的指點下開始堅持早晚梳頭百遍，如此數月，蘇東坡變得身健心朗、面色紅潤，與先前判若兩人，才有「千梳冷快肌骨醒」的詩句。

《黃帝內經》載：「諸陽之神氣皆上會於頭，諸髓之精氣皆上聚於腦，頭者，精明之府。」人的頭為身主宰，諸陽所滙，百脈相通，如人體之重要十二經脈和40多處大小穴位，以及十多個特殊刺激區均滙聚於頭部，經常梳頭，梳齒在頭皮上來回刮動，可使頭部眾多穴位和經絡受到反覆摩擦和刺激，能有效疏通經絡氣血，促進顱內血液循環，調節中樞神經，改善頭皮及顱內營養，使頭部的神經興奮性提高，血管擴張，淋巴回流加快，改善顱內供氧情況，減緩腦細胞的老化過程，還能滋養和堅固頭髮、健腦聰耳、散風明目、防治頭痛等。

隋代名醫巢元方在《養生方導引法》中明確指出，梳頭有通暢血脈、祛風散濕、使頭髮不白的效果。許多中醫典籍中也有梳頭養生的記載，如《聖濟總錄．神仙導引》載：「梳欲得多，多則去風，血液不滯，髮根常堅。」《延壽書》載：「髮多梳能明目祛風。」現代醫學研究證明，頭為五官和中樞神經所在，是人體的最高司令部，經常梳頭能加強對頭皮的適度摩擦和刺激，會在局部產生生物電感應，能改善頭部血液迴圈和顱內供氧情況，促進組織細胞的新陳代謝，不僅使頭髮得到滋養，還能增強記憶力、聰耳明目、緩解頭痛、改善睡眠、預防感冒、降低腦中風風險等。

每朝梳頭百下

三國魏末時期，「竹林七賢」之一的嵇康所著《養生論》中說：「春三月，每朝梳頭一二百下，壽自高。」這強調，在春季的三個月裏，每日清晨堅持多梳頭有利養生長壽，因為春季是大自然陽氣萌生、升發的季節，人體的陽氣也順應自然，有向上、向外升發的特點，表現為毛孔逐漸張開、循環系統功能加強、機體新陳代謝旺盛、組織骨骼生長迅速等，故人們在春季養生保健中，也要求必須順應自然、順應生理，務使肢體舒展、氣血調和、經脈暢通，以增強身體對外界氣候變化的適應力和提高機體抗病能力；春天梳頭，正符合春季養生的要求，能通達陽氣、宣行鬱滯、疏利氣血，從而起到養生長壽的作用。

前額髮際開始

◎ 要全頭梳：經頭中部或兩側梳，都應從額頭的髮際開始，一直梳到頸後髮根處，每個部位梳50次以上，根據個人情況而定；

◎ 時間以早晨為佳：早上是人體陽氣升發之時；

◎ 以牛角梳、玉梳、木梳為最好。

2 春季梳頭好處多（二）

自古，梳頭就是有效的養生方法之一。不僅北宋大文豪蘇東坡重視梳頭養生，清朝晚期的實際統治者、養生達人慈禧太后也深知梳頭有益於養生。據載，1904年，一位美國女畫家凱瑟琳卡爾來到清代皇宮，第一次目睹了時年69歲的慈禧太后，頓時被慈禧的美貌所震驚，在其所著的《慈禧寫照記》中稱：慈禧年近七旬但「猜度其年齡，至多不過四十歲」。

這不僅因當時的慈禧身材勻稱、肌膚白嫩光滑，且還保持着一頭烏黑光亮的頭髮。慈禧極其重視對頭髮的保養，不僅有多種保養頭髮的秘方，梳頭也是其養護頭髮的重要方法之一，且還有專門的太監為其梳頭，史載，她每日命太監為她梳頭百遍，且早晚都要梳頭，故年過七旬仍青絲滿頭。

醫學研究證明，經常梳頭確實對促進健康長壽大有好處，甚至有學者認為：女性之所以比男性壽命長，其一重要原因就是女性經常梳頭，可見俗語說「髮宜常梳」是很有道理的。

關於梳頭養生的作用，主要有以下方面：

◎ 防腦中風

俗語説「梳頭十分鐘，預防腦中風」，梳頭可提高頭部神經興奮性，促進血管擴張，淋巴液回流加快，有助於降低血壓，對腦中風起到很好的預防作用。

◎ 改善睡眠

臨睡前適當地梳抓頭皮，可鬆弛神經，改善睡眠品質，蘇東坡就對梳頭的助眠效果深有體會，還曾寫下「梳頭百餘下，散髮臥，熟寢至天明」的筆記。

◎ 滋養頭髮

《黃帝內經》載:「一日三篦，髮鬚稠密。」現代醫學認為，頭髮的生長與營養、血液微循環、內分泌及免疫功能等內外環境密切相關；勤於梳頭，梳子在頭皮表面刮動按摩，能起到暢通血液、滋養頭皮的作用，使頭髮得到滋養和牢固髮根。

◎ 清潔頭皮

梳頭既能清理頭髮裏面的灰塵、污垢、皮脂腺和汗腺分泌物，還能使頭部保持清潔，改善頭部皮膚的新陳代謝和皮脂腺分泌。

◎ **延緩衰老**

梳頭是一種積極的按摩活動，還可增加腦細胞的營養供給，能起到健腦提神、解除疲勞、防止大腦老化、延緩衰老的作用。

家傳梳法

頭髮過於稀疏，不適合使用梳子進行梳頭養生時，可以直接櫛髮法，即用手指代替梳子在頭部做梳髮按摩。其具體方法是：

1. 雙手十指微屈，自然分開，形似梳子，插入頭髮，以十指指腹着力，從前額髮際處梳到後頸髮根處，如此梳理整個頭部，反覆做15至20次，力度以做完後頭皮微感發熱為好。用十指指腹均勻地揉搓整個頭部的髮根，從前到後，反覆做三至五次，力度以頭部有痠脹感為宜。

2. 擠壓頭皮，用拇指、食指和中指捏住頭皮，輕輕提起再鬆開，反覆做兩至三遍，手法要輕，忌用猛力，以免擠傷頭皮。

梳頭雖是一種非常好的養生妙法，但它只是起到一種促進經絡疏通、人體功能平衡的調節作用，如人有疾病，還須及時就醫。

3「朝鹽晚蜜」說要改

在古書中，「朝鹽晚蜜」是中國民間流傳千年的養生法，「朝鹽補腎，晚蜜健脾」，如今也頗受推崇。朝鹽晚蜜，即晨起後，用溫水沖一杯淡鹽水，緩緩飲下；晚上睡覺前，則飲一杯用溫開水沖的蜂蜜水；此法確實可袪除胃中積聚的「熱結」（中醫指「熱邪」聚結而所致的病變），避免如消化不良、便秘、大便燥結、小便黃、煩躁等症，但因現今飲食已變，「朝鹽晚蜜」養生法也必須改變。

不提倡「朝鹽」

食鹽，是維持人體正常發育和新陳代謝不可缺少的物質，其主要成份氯化鈉（NaCi），氯和鈉是維持人體細胞外液滲透壓的主要離子，同時，食鹽還參與調節人體內的酸鹼平衡及胃酸的生成等，故人體不可缺鹽。

中醫認為，食鹽味鹹、性寒，入胃、腎、大小腸經，具有清熱解毒、涼血潤燥、滋腎通便、殺蟲消炎、催吐止瀉等功能。急性胃腸炎者、嘔吐腹瀉者、炎夏中暑、多汗煩渴者，咽喉腫痛、口腔發炎、牙齦出血者、胃酸缺乏引起消化不良者、大便乾結、習慣性便秘者等，可用食鹽作輔助治療。

雖然「朝鹽晚蜜」養生法是古人智慧的結晶，但必須改變，因鹽在古代不像在今天這樣普遍，如漢武帝時設立鹽法，實行官鹽專賣，禁止私產私營，私自製鹽要割掉左腳趾，因此，窮人和邊遠地區的貧民，一年中甚至有好幾個月都沒鹽吃，且古人以農為主，常年勞動，必要有足夠鹽水補充鹽份及礦物質等維持健康；而現代人不僅食鹽攝入量超標，還極少運動出汗，故無必要每朝喝鹽水，免增加患高血壓等病的風險。

「鹽乃百味之首」，中國的飲食最不能缺的調味料就是鹽，尤其是內地大多數的餐館，用鹽量極高。這就導致中國人鹽攝入量嚴重超標。

世界衛生組織認為，成年人的食鹽日攝入量不超過5克，而現代中國人的日均食鹽攝入量為12.5克，是世衛標準的2.5倍。港人的飲食也較重口味，日均食鹽攝入量也超過世衛標準一倍。在這情況下，假若還要信奉「朝朝鹽湯」來養生，則會不利健康，故適當的「清淡飲食」，以及呼籲內地餐館煮食勿用太多鹽和味精，免在不知不覺中嚴重影響個人健康。

開水最健康

據調查，吃鹽量與高血壓發病率成正比。如阿拉斯加的愛斯基摩人吃鹽量很低，是他們幾乎沒有高血壓患者的原因之一；日本北部居民每天吃鹽量高達20克，高血壓發病率高得驚人，原因如下：

◎ 鹽在內分泌素的作用下，使血管對各種生血壓物質的敏感性增加，引起細小動脈痙攣，血管收縮，使血壓升高。

◎ 鹽有吸附水份的作用，血管內鹽份過高，水份亦會相應增加，血容量也會隨之增加，使血壓升高。

◎ 食鹽過多，會使細腦脊液中離子濃度升高，增強交感神經的興奮性，致使血壓升高。

個人認為，只在特定情況下，如經常運動、大量出汗者，可飲適量淡鹽水補充體力；腹瀉者也可喝淡鹽水補充電解質。除上述情況外，每朝喝一杯溫白開水最健康。

4 刷「午牙」養生

刷「午牙」，即人人宜每天刷牙三次，才最養生。中醫認為，食鹽味鹹、入腎；齒為骨之餘，腎主骨，故食鹽可穩固牙齒，用鹽刷牙，是古已有之的傳統。如古典名著《紅樓夢》中就提及，古代的貴族公子小姐用青鹽刷牙，但長期用鹽刷牙，其實弊大於利。

用鹽刷牙的好處	用鹽刷牙的弊端
◎ 預防蛀牙 食鹽中含有氟，可有效預防蛀牙，故四歲以上幼兒及成人，盡量選購含氟牙膏。	**◎ 破壞琺瑯質** 即使是幼鹽，顆粒也相當粗糙，若長期用鹽刷牙會損耗牙齒表面的琺瑯質，不利牙齒健康。

◎ **消炎殺菌**	◎ **易致牙齦出血**
鹽水可消炎殺菌，對牙齦炎、冠周炎、口腔潰瘍等有一定治療作用。	牙齦表面有一層軟嫩的黏膜，鹽水刷牙會刺激和磨損該黏膜，導致牙齦出血；
◎ **消除口氣** 淡鹽水可殺滅口腔細菌，減少口腔內細菌的繁殖，從而消除口腔異味。	◎ **增加鹽攝入量** 長期用鹽刷牙無形中會增加人體鹽份攝入量，使高血壓、心臟病的發病率升高。

所以，一般情況下不應長期用鹽刷牙，使用牙膏即可清潔口腔，僅在牙齦腫痛、牙周炎、口腔潰瘍、牙齦上火、牙痛、咽喉疼痛、口臭等情況下用淡鹽水刷牙。

口腔菌多宜多清潔

口腔是人體細菌最多的器官之一，若不及時有效清潔口腔，極易誘發齲齒、牙周炎等口腔疾病，甚至會加劇糖尿病、冠心病等。刷牙是保持口腔清潔最直接有效的方法。刷牙的目的在於清除牙面和牙間隙的菌斑、軟垢、食物殘屑等，尤其是牙菌斑（Plaque），它是黏附於牙面、牙間的細菌性群體，繁殖速度快，且極易誘發齲病、牙周病，故一天早晚各刷一次牙，難保口腔清潔，早、午、晚各刷一次，才更合乎養生。

常去日本和韓國的人，即會發現一個非常奇特的現象，每日午餐過後一小時左右，日本人和韓國人都會到衞生間排隊刷牙，但港人和內地人都沒有這個習慣。午餐後刷牙，不僅可以清除牙菌斑和食物殘渣，經醫學研究證實，還可降低心血管疾病的發病率。另外，英國國民醫療服務機構研究證實，人的精力下午2時16分左右最低，此時刷牙也會振奮精神。我建議，可帶一套旅行牙具，放在辦公室，刷完牙，待牙刷晾乾，再收起來，免沾上辦公室內的細菌和有害物質。

香口膠不能取代刷牙

常有人以香口膠代替刷牙，這也是不可取的。香口膠僅能使口氣清新，並不能清潔口腔。刷牙的時間，應保持兩分鐘以上。牙喜溫，不喜冷，故刷牙的水溫以攝氏35度左右為最佳。刷牙宜在飯後一個小時左右，因飯後食物中的酸會使牙釉質軟化，若過早刷牙會損壞牙釉質。在喝碳酸飲料或檸檬水後立即刷牙，也會破壞牙釉質。宜先漱口，過一小時左右再刷牙才是最好。

5 洗米水洗臉最嫩膚

洗米水除了有烏髮、亮髮的作用，還可美白、嫩膚。古人常將洗米水燒熱，用其洗頭、洗臉，謂可去污垢。《禮記・內則》載：「五日則燂湯請浴，三日具沐，其間面垢，燂潘請靧。」意謂：每隔五天，燒些熱水給父母洗澡；每隔三天，燒些熱水給父母洗頭。這期間，見父母臉上髒了，就溫些洗米水給父母洗臉。另，《禮記・玉藻》載：「君子之居……日五盥，沐稷而靧粱。」意謂：君子每天要洗五次手，洗頭洗臉皆用洗米水使其光滑、潤澤。此外，《本草綱目》穀部第廿三卷「粟」條載：「粟泔汁，特別是酸泔及澱，洗皮膚瘙疥，殺蟲。」故用洗米水洗頭、洗臉不但能去污垢，使面部皮膚和頭髮光滑、潤澤且有除菌、防治皮膚病的作用。

洗米水富含維他命B，可保護皮膚抵擋紫外線的輻射，且能防止黑色素的生成，達到淨白皮膚之效，還可改善油性皮膚和祛痘。此外，洗米水中溶解的澱粉、蛋白質、維他命等養份可分解臉上的油垢，淡化色素和防止脂肪粒等。

首次洗米得的洗米水呈弱酸性，而第二次洗米水多屬弱鹼性，適於面部弱酸性環境的清潔。洗米水除了可洗頭、洗臉，還具有其他作用：

◎ **淨白衣服**

將白衣服浸泡在洗米水約十分鐘，再用肥皂清洗，可使衣服潔白如新。

◎ **洗碗去污**

用洗米水洗碗可有效去油及減少洗滌劑對手的刺激。用毛巾蘸洗米水擦洗門窗、玻璃、燈泡、搪瓷製品等，可去污漬，使其光亮。

◎ **去除農藥**

第二次洗米水呈弱鹼性，可分解蔬菜的農藥毒性。將蔬菜浸泡在洗米水中約15分鐘，可有效去除表面的農藥殘留物。

◎ **作綠色肥料**

首次洗米水可用來澆灌花木和蔬菜，為其補充養份。

◎ **防銹除銹**

使用菜刀、鑊鏟等鐵製炊具後，浸入較濃的洗米水中，可防止生銹。將生銹的炊具浸泡在洗米水約三至五小時，可除銹漬。

洗臉土方

我閒時會用洗米水洗臉，它的潔淨力適中、質地溫和天然，更沒有副作用，具有嫩膚、袪痘、去黑頭和去角質的功效，常用還可以美白。

【製法】 取二次洗米水倒入容器中，讓它沉澱一個晚上，待第二天再取呈乳白色狀的洗米水，去除沉澱物後加入1.5倍量溫水。

【用法】 洗臉時輕輕按摩及拍打臉部，讓營養成份滲入皮膚，再用清水洗淨，免堵塞毛孔。

6「血管體操」澡

「年廿八，用柚葉，洗邋遢」是廣東人的傳統習俗，用某些健康方式洗澡還可延年益壽，如「血管體操」澡。

我國著名經濟學家馬寅初教授（1882至1982年）在青年時期身體極虛弱，卻最終活到100歲，他為何如此高壽？原來他在美國耶魯大學認識了一位90多歲的校醫，此人出奇地精神飽滿，身體健壯，馬教授就向他請教健康長壽的秘訣。老醫生把洗「冷熱交替澡」的秘訣傳授給他，教他洗澡時，先用熱水洗，後用冷水洗，還提醒他必須常堅持，終年不變才會有健身之效。後來，馬教授洗「冷熱交替澡」，幾十年如一日，年逾古稀，尚精神奕奕，記憶力不減，享年100歲，可見，常年堅持洗「冷熱交替澡」，是可延年益壽的。

用溫水和冷水交替洗澡，可鍛煉血管，因溫水使毛細血管擴張，冷水使毛細血管收縮，這樣一張一縮的運動稱之為「血管體操」，它可增強血管的彈性，令心肺功能大大提高，如持之以恒，能促進身體新陳代謝，且有益於預防血管硬化，減少冠心病、高血壓等的發生。

洗澡祛病法

洗澡有兩明顯益處，能鬆弛肌肉和促進血液循環，可助肌肉清除代謝物，緩解疲勞。洗澡不僅是為了清潔，它還具保健作用。據《天隱子》載：「澡身者，非湯浴去垢而已。益其法在節食調中，摩擦暢外者也。」意即，洗澡不僅可洗去污垢，還可通過摩擦皮膚，使人體肌膚柔滑、血脈流動。我國道家《沐浴身心經》則載：「沐浴內淨者，虛心無垢；外淨者，身垢盡除。」認為洗澡不只是洗淨身體，還能潔淨人的內心。

洗澡暗藏着許多健康門道。洗對了養生保健，洗不對還可能讓疾病找上門，洗澡祛病有三法，能防治小病：

1. 祛除寒氣

冬末寒氣未消，許多女性及體寒者全身怕冷、手腳易冰涼、麻木，甚至在夏天也不例外。這類人宜多泡澡，如在熱水裏加入生薑，可以促進血液循環，令身體暖和。

2. 緩解便秘

洗澡時，將手掌放在腹部，以順時針方向按摩，同時腹部一鼓一收地大口呼吸，並重點淋浴腹部，可增血液流動，促血液循環，有緩解便秘和防治痔瘡之效。

3. 減輕疼痛

因風寒、血瘀造成的慢性肌肉損傷、局部僵硬疼痛等症者，淋浴時可嘗試以攝氏40度的熱水在疼痛部位噴灑十分鐘左右，特別是易疼痛的頭、肩和腰等部位，可邊沖洗邊做舒展運動，前後左右轉動，促血液循環，從而打通血瘀。

注意

1. 冷熱交替澡雖可增強體質，但絕非人人適宜。如處於經期、孕期、哺乳期的女性更不宜洗冷水澡，否則易致內分泌失調、閉經、腹痛等症。
2. 感冒、高血壓、神經痛、關節炎、心臟病等症者，也忌洗冷水澡。
3. 初洗冷熱交替澡者，宜從夏天開始，時間忌過長，應循序漸進。為避免受涼，可在白天人體陽氣較盛時洗，洗澡後應及時擦乾全身，穿好衣服。如欲嘗試，宜先諮詢醫生或專家意見。

7 洗澡保健五法

談到洗澡，要從人的皮膚説起。皮膚，它覆蓋着整個身體，對保護人體有重要作用。皮膚裏面有很多汗腺和皮脂腺。汗腺向外分泌的汗液，即我們出的「汗」；皮脂腺向外分泌的皮脂，即我們皮膚上、臉上出的「油」。汗液和皮脂在皮膚表面經乳化，會形成一層覆蓋在皮膚表面的薄膜，它可保護皮膚的柔潤與光澤，還有消毒、殺菌的作用，但這種作用有限，因空氣中的塵埃、污物，與分泌的汗液、皮脂，經混雜後，會形成我們身體表層的「髒泥」，它不僅起不到保護皮膚的作用，還會滋生細菌，極不利於健康，洗澡可清洗皮膚之污垢，令汗腺、毛孔保持暢通無阻，還可提高皮膚的代謝功能和抗病能力。

洗澡雖可清潔皮膚、消除疲勞，但如果缺乏洗澡的健康之道，不但無益，反而會造成危害。在我國，因洗澡方式不正確而引發腦中風、心肌梗塞之事頻頻發生，故洗澡的健康之道不容忽視，而「洗澡保健」五法，則可發揮其最大的保健養生作用：

1. 酒後忌立即洗澡

春節前後，人們走訪親友，免不了聚餐、喝酒。在飽腹或酒後皆不宜立即洗澡，因酒後或精神興奮時會令血壓升高、心跳加速加上洗澡時水溫和室溫過高，高血壓者極易引發中風，故酒後、飽腹者，應待酒醒、消化後再洗澡。

2. 冬季洗澡勿頻繁

由於冬季乾燥，人體皮脂腺、汗腺分泌的皮脂及汗液會減少，如洗澡次數過多，會帶走皮膚上作保濕作用的油脂，從而破壞水油平衡致皮膚乾燥，甚至引起皮膚瘙癢。

3. 水溫不宜過高

洗澡的水溫與體溫接近為宜，水溫過高易燙傷皮膚，還會破壞皮膚的角質層。如長時間在熱水中泡澡，會使全身表皮血管擴張，心、腦血流量減少，引起缺氧，從而出現頭昏、眼花等症；患腦血管硬化、高血壓、冠心病等症者，易誘發中風、心絞痛和心肌梗塞。

4. 感冒時不宜洗澡

有人在患感冒時以洗熱水澡來發汗，這會致身體更虛弱，加重感冒，因體溫升到攝氏38度時，身體的熱量消耗會比正常體溫增加20%，所以洗澡發汗愈多，愈會消耗體內能量，不利康復。

5. 劇烈運動後忌洗澡

劇烈運動時肌肉不斷收縮，血流加快，心肌的供血增多，即使停止運動，這種情況還在持續，如立即洗澡會使血液流向體表，引起心臟和腦部供血不足，產生突發性缺血、缺氧等，易致虛脱。

8 裸睡養生

數年前媒體報道，英國倫敦首家體驗裸體用膳餐廳Bunyadi雖只可容納42人，但有數萬人預約，可見其火爆程度。其實早在2004年，英國就有一家叫Butlers in the Buff（黃衫男管家）的公司，主打裸體男管家服務，推出英國女士餐廳，服務對象僅針對女性。該餐廳男服務員相貌英俊、身材健美，身上只穿圍裙、領結和袖口，Bunyadi走的更遠，連客人都可裸體用餐，只是不知赤裸裸用餐時，會否尷尬。

然而，在中國早有一位喜歡開辦裸體派對的先驅，那就是漢靈帝劉宏（157年至189年），他是中國史上在裸露方面最荒淫的皇帝，中平三年，他修建了一個恍如仙境的花園，賜名「裸遊館」，在這花園裏，宮女們都脱光了衣服嬉戲追逐；即使在宮廷裏，漢靈帝也要求宮女們穿開襠褲，只為方便其行幸。建館三年後，年僅32歲的漢靈帝，便因驕淫過度而駕崩了，可見，縱慾損健康。

四種特殊療效

不管裸體用餐是為了追求刺激，還是為了讓用餐者無拘無束，裸睡卻在養生方面對人體有好的一面。「我睡覺時只穿香奈兒5號香水」，這是性感女神瑪麗蓮夢露的名言，現已成為裸睡者的口號。醫學研究證實，裸睡確有一些特殊療效，總結如下：

1. 促進血液循環

裸睡時，沒有衣服的束縛，有利於皮脂腺和汗腺的分泌，並有助血液循環通暢。

2. 有助睡眠

據報道，全世界約有42.5%的人有失眠問題，而裸睡有神經壓力的調節，消除疲勞、放鬆肌肉，有助進入深度睡眠，對失眠有一定的輔助治療作用。

3. 減壓

人體在脱去衣物後，皮膚血流量會相對增加，身體產生的熱氣也會自然散發出來，進入放鬆的狀態，有助緩解白天因緊張所引起的疾病和疼痛。

4. 改善便秘

裸睡有助治療緊張性疾病，特別是腹部內臟、神經系統方面的緊張狀態也容易消除，故有助緩解慢性便秘、慢性腹瀉等。

曾有醫學報告顯示，約有60%的婦女病是因為穿着不合適的緊身內褲睡覺引發的，故有條件的女性，不妨試試裸睡，而裸睡應注意以下禁忌：

1. 盡量選用純棉或絲質的寢具，床褥要乾淨、蓬鬆，並要常曬太陽或清潔。

2. 裸睡前宜先洗澡。

3. 外出入住賓館酒店時不宜裸睡，以免皮膚沾染過多細菌而致病。

4. 裸睡應是一個相對獨立私密的環境，若住集體宿舍或身邊有小孩子時，不宜裸睡。

5. 若習慣穿睡衣，而裸睡時無法入眠者，則盡量不要裸睡。

6. 醫學研究發現，臥室溫度控制在攝氏21度以下有益抗衰激素，如褪黑激素和生長素發揮功效，故在控制室溫的同時，也要注意保暖。

7. 有特殊疾患者，不應裸睡。

9 艾灸肚臍增免疫力

艾灸肚臍不僅能治女性痛經，還可治療多種疾病。

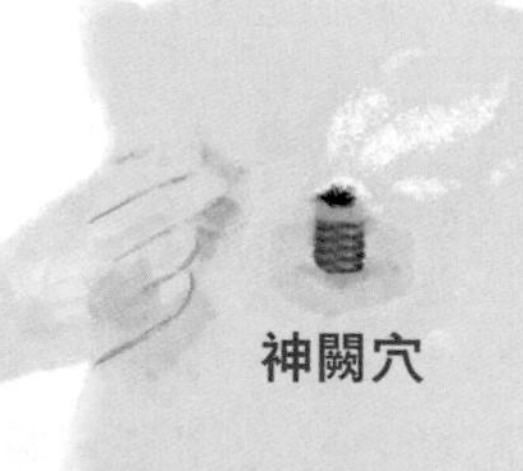

神闕穴又稱為臍中、命蒂、氣舍、環谷、維會等，俗稱「肚臍眼」。「闕」為門樓、宮門等義，「神闕」即指元神之氣通行出入的門戶。《針灸大成》中有「神闕主百病」的記載，可見神闕穴的重要性。在中醫史上，通過神闕穴治療疾病的歷史已有二千多年。據《史記》載，早在殷商時期，太乙真人就用熏臍法治病，彭祖也用蒸臍法療疾。古文獻中，關於通過神闕穴治療疾病的記載更多，如湖南長沙馬王堆出土的《五十二病方》中載有肚臍填藥、敷藥、塗藥等療法；宋代《針灸資生經》載：「有人年老，面顏如童子者，蓋每歲以鼠糞灸臍中一壯故也。」明代《類經圖翼》載：「凡卒中風者，神闕最佳……」明代《壽世保元》載：「治陰症，用大艾炷灸臍中，預將蒜搗汁擦臍上，後放艾多灸之。」《清太醫院選方》中載有一貼臍方「毓麟固本膏」，據説，慈禧太后曾用此貼臍方治腸胃功能失調症。

《針灸穴名解》載：「本穴（神闕）在臍，臍為先天之結蒂，又為後天之氣舍，此間元氣尚存，在內緊接大小兩腸，大腸為傳導之官，變化出焉，小腸為受盛之官，化物出焉，兩腸俱關於化，即大而化之謂神也，因此而得名神闕。」神闕屬奇經八脈中的任脈，任脈為陰脈之海，總統一身之陰經，內通十二經脈、五臟六腑，外聯皮肉筋骨、四肢百骸，故神闕與諸經百脈相通，陰陽相濟，可調節各臟腑之生理活動。

肚臍為人體之「中」

按照「黃金分割律」，測量人體可發現肚臍正位於人體的黃金分割點上，是調整人體的最佳作用點。古代氣功家也認為，人體有一個以肚臍為中心的太極圖，直徑為三吋大小，中間有兩個對持相抱的陰陽魚，產生陰陽感應。

神闕穴一般不針，多用灸法，或用藥物敷貼等方法，《針灸甲乙經》中也明確指出，臍中禁刺。現代研究發現，艾灸肚臍可增強人體免疫能力：

◎ 從傳統醫學理論看，臍部給藥有利於歸經，藥效可循經脈直達五臟六腑，達到驅除體內病邪、扶助正氣、增強機體功能的作用。

◎ 從現代醫學角度看，肚臍是胚胎發育過程中腹壁最後閉合處，其表皮角質層薄弱，且皮下無脂肪組織，和筋膜、腹膜直接相連，藥效最易穿透發散，此外，臍部呈凹形，利於盛藥，臍下還有豐富的靜脈網，滲透性強，這些均有利於藥物吸收。

常艾灸肚臍，可治療諸多常見疾病，包括：

◎ 中風、虛脱、中暑等神經系統疾病；

◎ 月經不調、功能性子宮出血、女子不孕、男子遺精、尿失禁、尿豬留等泌尿生殖系統疾病；

◎ 慢性腹瀉、痢疾、便秘、脱肛等消化系統疾病；

◎ 盜汗、水腫、蕁麻疹等皮膚病，以及其他病症。

注意

1. 艾灸肚臍可用艾條、艾盒及隔鹽、隔薑、隔藥餅等隔物灸；
2. 臍部有損傷、炎症者禁灸；

3. 孕婦禁灸；
4. 脈搏每分鐘超過90次以上者禁灸；
5. 空腹或剛吃完飯不宜灸；
6. 酒醉禁灸；
7. 艾灸時不可離臍部太近，以免燙傷；
8. 灸後半小時內不宜接觸冷水，不宜洗澡；
9. 灸後不可喝冷水或冰水，應多喝溫開水，以助排出體內毒素。

10 秋冬多艾灸湧泉穴

俗謂「寒從腳下入」。立秋過後，涼風已至，為防寒氣侵體，秋冬可多艾灸腳底湧泉穴，使人腎精充足，防治疾病。艾灸養生已有二千多年歷史，為歷代醫家所推崇。據載，艾灸在宋代最為普遍，上自帝王將相，下至平民百姓，都將艾灸視為治病保健的要法。

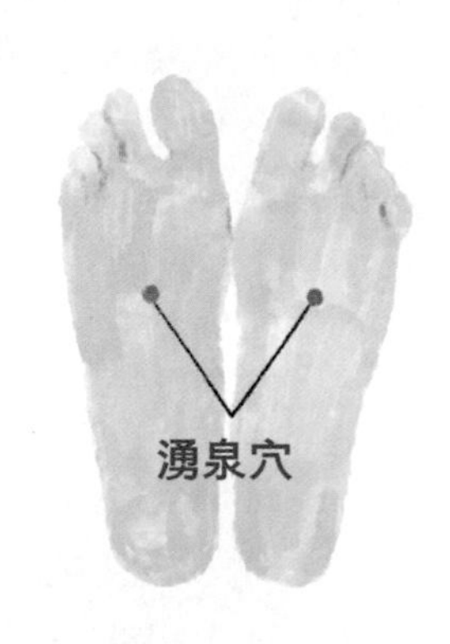

宋太宗生病時，其兄宋太祖曾用艾灸為其療疾；北宋宰相歐陽修的長子歐陽發，曾灼艾治病，歐陽修寫下著名的《灼艾帖》，現存於故宮博物院；南宋著名畫家李唐，其傳世作品《艾灸圖》描繪的是一個鄉下郎中為人灼艾治病的場景。根據蘇東坡的記載，宋代已把腳底之湧泉穴視為防病保健的養生大穴，當時很多到閩廣地區的人都會染有瘴氣，唯獨一個武將安然無恙，他的秘訣就是常熱摩湧泉穴。

激發腎經經氣

古人常說「樹枯根先竭，人老腳先衰」，故「若要老人安，湧泉常溫暖」，據《黃帝內經》載：「腎出於湧泉，湧泉者足心也。」湧泉穴是人體的長壽大穴，湧，外湧而出也；泉，泉水也，即腎經之氣，猶如泉水，源於足下，溉及全身各處，故中醫認為，艾灸湧泉穴可激發腎經經氣，有腎精充足、精力充沛、固本培元、調和氣血、調整臟腑功能等作用，並可防治人體多個系統的疾病，如男性疾病、婦科疾病；心腦血管系統疾病，如高血壓、失眠、頭痛、眩暈等；呼吸消化系統經，如咽喉腫痛、咳嗽、腹脹、便秘等。

湧泉穴位於腳底第二、三趾縫，與足跟連線的前三分之一處，踡足時，足前部凹陷處即是該穴。湧泉穴屬足少陰腎經井穴，每人之艾灸處方，宜根據其實際情況決定，但一般而言，可每次用艾條溫灸15至30分鐘，長期堅持，即可達到祛病保健之目的。灸前宜先諮詢中醫師，確保自身體質適合做艾灸；若不適宜做艾灸，按摩該穴位，也可起到養生保健作用。

注意溫度時間

艾灸湧泉穴有三點要注意：

1. 溫度

艾灸雖是借助艾熱刺激體表穴位或特定部位，達到防治疾病之目的，但溫度並非愈高愈好。艾絨等燃燒時，產生的溫熱刺激使毛細血管擴張，促進血液循環，而毛細血管適宜的溫度為攝氏41度至45度，若長期溫度過高，會使毛細血管萎縮，甚至燙傷皮膚，不能達到通經活絡、溫經活血的功效，因此，艾灸的溫度不宜過高，以不太燙為宜。

2. 時間

《醫宗金鑒》中說：「凡灸諸病，火必足，氣到始能求愈。」所謂「氣到」，是指做艾灸時藥力直達病所，如有「忽覺一道熱氣入腸中」的感覺；如藥力不能達到病所，則做艾灸只是燒灼皮膚。此外，「灸者，久也」，艾灸需要一定的時間，但也不是愈久愈好，待相應症狀減輕後要減艾灸頻次，免灸太過引起「惡火」等不良反應，具體還以諮詢中醫師為宜。

3. 質素

可用蘄艾，產自湖北蘄州，李時珍稱其滲透力最強，若是陳艾更好，因可得其溫和敦厚之氣，再者，再選有桑皮紙(屬涼性)包捲的，這可使艾火變成溫潤不燥，灸後才不「上火」，不傷經絡，為最佳。

11 暖腳睡減感冒

冬季養生應以禦寒為主，中醫指「寒從腳下起」，冬至養生當從暖腳開始，並在多年來常提醒人勿長期「冷腳睡」，必要「暖腳睡」才可養生。古謂「千里之行，始於足下」，據統計，一般情況下人一生中步行大約十萬公里，相當於繞地球兩周半。人在行走過程中，從鞋底的磨損狀況可反映人體的健康狀況，不僅如此，醫學認為腳是人的第二心臟，腳部有腎經、胃經、脾經、膀胱經、膽經、肝經六條經脈貫通人體，以及腳底分布60多個穴位，直通五臟六腑，與人體健康密切相關。

因此，冬季養生要重視腳部防寒保暖，正如傳統所說的「頭涼腳暖七分飽」養生法則，網上有這樣的一個說法：1723年，荷蘭科學家赫爾曼．約爾哈夫（Herman Jorhav）有一本書，拍賣出兩萬金幣的天價，此書共有100頁，卻有99頁空白，僅首頁有一句話：「注意保持頭冷腳暖，這樣，最知名的大夫也會變成窮光蛋。」可見，腳部保暖在西方也同樣受到重視。

好漢廢鞋尖

俗語說「好漢廢尖，懶漢廢邊」，意即腎功能好的男人，鞋底前尖磨損比較快；腎功能較弱的則腳後跟部磨損比較明顯。鞋底的磨損狀況反映人們在走路時腳底着力的情況，常穿的新鞋通常在半年內磨損20%，屬於正常磨損；其他情況則可能是身體出現疾病，或走路姿勢不太好，如「內八」、「外八」、「O形腿」等，需要及時檢查身體或矯正走路姿勢，以免影響身體健康。

現代醫學研究認為，腳與上呼吸道由於經絡相通，腳部受寒，會反射性地導致上呼吸道黏膜內的毛細血管收縮，使血液循環減慢，局部溫度下降，抵抗力明顯減弱，各種細菌、病毒則會乘虛而入，易引發上呼吸道感染、感冒等，還會引起胃痛、腹痛、腹瀉、氣管炎、腰腿痛，以及女性痛經、月經不調等。

據網上資料顯示，曾有人作過這樣的實驗，冬天把雙腳浸在攝氏15度的冷水裏，很快就出現鼻黏膜充血、鼻塞、流鼻涕等症狀，這就是中醫所說的寒從腳下起，也足見冬季腳部保暖，可減少罹患感冒等機會。

中醫認為「寒從腳下起，暖腳保太平」，故我提倡在重視腳部保暖的同時，還必要「暖腳睡」對於雙腳冰涼、體寒、常患感冒、屢看醫生無效，或睡覺時腳對風口、不能運動者等，個人建議「暖腳睡」，即在寒天或冷氣房睡覺時，可穿上長睡褲和鬆鬆的襪子保暖，以保下肢的血氣健康循環，以及提防在睡着時腳伸出棉被外，導致寒上加寒，尤其是中老年人，寒天用此法「暖腳睡」效果甚佳，不僅可防寒、減少感冒機會，還有助安眠，早上起來還較精神點。另外，寒天也不宜在室內光腳走，免寒氣侵體。

12 花椒防治老寒腿

近年愈來愈多的年輕人在冬天穿短裙短褲，使「老寒腿」患者也隨之年輕化，冬天宜注意腿腳保暖，建議用花椒煮水泡腳後，穿鬆暖的襪子暖腳睡，普通人可防治腳氣等，老寒腿患者則用以防治老寒腿。

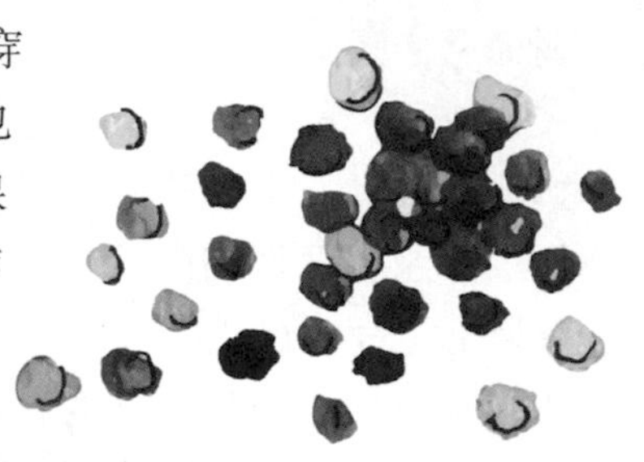

寒冷非直接病因

隨着氣溫逐漸降低，有些人突然覺得自己的腿腳不聽使喚，上下樓梯時，膝關節疼痛難忍；坐低矮的沙發，有時會難於站起來；關節僵硬，走動時會有彈響聲；陰雨天疼痛更加厲害，這就是所謂的老寒腿。有人便據此咬實，老寒腿是受寒所致，這實在是一種誤解。老寒腿在醫學上叫「膝關節骨性關節炎」，其致病原因主是關節軟骨發生退行性病變，寒冷會加劇關節疼痛，但寒冷並非導致老寒腿直接病因。

中醫認為，老寒腿是由於勞動（運動）後，腠理疏張，汗出當風，或腎寒，或久臥濕地，由「風、寒、濕邪」侵襲所致。現代醫學則認為老寒腿是關節軟骨發生的退行性病變所致，關節軟骨本呈藍白色，表面光滑且富有彈性，病變後的關節軟骨，會引起關節囊及周圍韌帶鬆弛失衡；關節滑膜萎縮或增生，分泌的滑液也相應減少或增多，致使關節活動受限，關節反覆腫脹、疼痛等，但這並不代表老寒腿的病因與「寒」完全無關，寒冷會刺激膝關節，引起局部神經、血管、軟組織功能紊亂，導致關節周圍發生炎症，同時，寒冷對關節軟骨也會產生惡性刺激，使軟骨退化、進而誘發或加重骨性膝關節炎，故年輕人常在冬天穿短裙短褲，日後可能易得老寒腿。據統計，60歲以上的人群中，患老寒腿者多達50%，75歲以上老年人，患老寒腿的比率高達80%左右。

傳統會常用花椒煮水泡腳來防治老寒腿。花椒是常見的調味料，也是藥用價值極高的中藥，中醫認為，其味辛，性溫，歸脾、胃、腎經，據《本草綱目》載：「椒，純陽之物，其味辛而麻，其氣溫以熱。入肺散寒，治咳嗽；入脾除濕，治風寒濕痹，水腫瀉痢。」現代醫學研究發現，花椒含生物鹼、醯胺、木脂素、香豆素、揮發油、脂肪酸等，故其對心血管系統、消化系統、免疫機能、凝血功能、抗炎等，均有較強的藥理活性。

治腳氣腳癬助眠

中醫認為，花椒溫中止痛、祛濕散寒，用其煮水泡腳可活血通絡，通血脈，調關節，故有助防治老寒腿，普通人用時有助治療腳氣、腳癬等，還可促進血液循環、調節情緒、助眠等功效。

【製法】 取50克花椒，用棉布包好，在水中煮開後，取出花椒，等水溫降到攝氏40度左右即可。

【用法】 泡腳15至20分鐘左右，直到全身微微出汗為止，切忌時間過久，或大汗淋漓。花椒可重複使用三至五次。

第六章

趣談宮廷珍饈美食

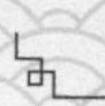

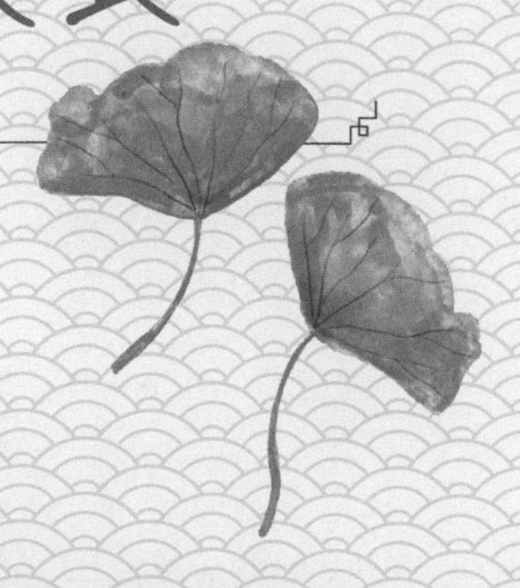

1 唐太宗好春筍

俗語說「嘗鮮無不道春筍」，口淡，要嘗鮮，自然少不了竹筍，其美味堪稱「蔬食中第一品」，且春筍還有清熱化痰、潤腸通便等養生功效。春筍即竹筍，是竹子的嫩莖，自古即受到上自帝王下至平民的喜愛。據載，唐太宗李世民（598年至649年）不僅喜食竹筍，還常以筍宴大宴群臣，並以「雨後春筍」來比喻國勢昌盛、人才輩出。

文學巨著《紅樓夢》中也有不少筍饌，如鮮筍鴨子湯、雞腦鮮筍湯、火腿鮮筍湯等，該書作者曹雪芹的祖父曹寅，也曾用筍宴款待過南巡的康熙皇帝，康熙對此讚不絕口。清代文學家、美食家李漁（1611年至1680年）在《閑情偶寄》中寫道：「凡食中無論葷素，皆當用作（竹筍）調味，菜中之筍與藥中之甘草，同是必要之物，有此則諸味皆鮮。」道出了人們喜愛竹筍的原因。

中醫認為，竹筍味甘性寒，有滋陰益血、清熱消痰、利膈開胃、止渴利尿等功效，且竹筍有「生發之性」，與春氣相應，故很適合春季食用。各中醫典籍，對竹筍的功效，也都有具體的記載，如《備急千金要方》載:「竹筍性味甘寒，主消渴，利水道，益氣力，宜久食」,《本草綱目》中稱竹筍「祛熱、化痰、爽胃、解酒之功」;《隨息居飲食譜》載:「竹筍，甘涼，紓鬱，降濁升清，開膈消痰，味冠鮮蔬。」故竹筍作為藥食兼備的佳餚，可常用作補肝腎、清痰、明目等食療。

據分析，100克竹筍中含有膳食纖維2.8克、蛋白質2.4克、鉀300毫克、維他命C 5毫克等，且含有豐富的蛋白質、18種有益健康的氨基酸，以及鈣、磷、鐵等微量元素，是高蛋白、低熱量、低脂肪、多粗纖維素的優質食物。竹筍最大優點是含豐富的纖維素，有益腸道健康，可促進腸道蠕動、助消化、祛積食、預防便秘等，故醫學界稱之為「人類第七營養素」;同時，竹筍性寒，可清除人體內的熱毒，故竹筍有潤腸通便的功效。另外，竹筍易使人產生飽腹感，分解體內多餘的脂肪，故竹筍也是減肥者的最佳食物之一。現代醫學認為，竹筍無糖份，含有天冬醯胺和多種抗氧化成份，可軟化血管、淨化血液，有助治療高血脂、高血壓、冠心病、糖尿病等。

注意

1. 古謂「食筍者比如治病，得法則益人，反之則有損」，這因竹筍纖維含量過高，故有消化疾病者不宜多吃。

2. 兒童、產婦、老人不宜多吃，以免影響人體對鈣的吸收，這因竹筍含有草酸，易誘發哮喘、過敏性鼻炎、皮炎等，故烹飪竹筍前，宜先在清水中煮五至十分鐘，以去除草酸。
3. 《飲膳正要》中說「多食發病」，故竹筍可常食，但不可多食。

2 醋治畏寒怕冷

古謂:「有醋可吃糠，無醋肉不香。」可知「吃醋」是尋常事，尤指女性，常吃醋泡生薑，可助溫補心陽、防治手腳冰涼，尤在夏天，可適量多吃。

説開吃醋，人們常將男女相戀時，因有第三者出現而產生的嫉妒情緒也稱作「吃醋」，這一説法源於唐代時期，據《隋唐嘉話》載，唐太宗李世民想賜一美女給宰相房玄齡，以嘉獎其輔佐之功，但聽聞房玄齡之妻盧氏極為悍妒，把老公管得很嚴，並堅決反對一夫多妻，因此，房玄齡就算有聖旨，也無奈要「欺君」，不敢納妾。唐太宗遂親自與盧氏溝通，也絲毫不能令其改變主意，於是，唐太宗命人端來一壺「毒酒」，讓盧氏要麼飲下「毒酒」，要麼按聖旨同意丈夫納妾，但盧氏想也不想，竟隨手將「毒酒」一飲而盡，以示對愛情的貞忠，唐太宗感到震驚和佩服，嘆道「朕尚怕見她，何況房玄齡」，只好收回聖旨使「房玄齡納妾」之事作罷，因唐太宗想試盧氏的貞忠，給她喝的只是一壺醋，盧氏從未中毒，人們便將妒嫉稱為「吃醋」，將善妒者稱為「醋缸」、「醋罎子」。

醋泡生薑暖心陽

在炎熱的夏季，也有人會覺得手腳冰涼，中醫認為，這是陽虛所致，尤其女性手腳冰涼，多因「心陽不振」所致。夏季陽氣最盛，而中醫認為心主陽，故夏季是養護心陽的最佳時段。「心陽」在心氣中具有溫煦、推動、興奮作用；「心陰」則具有涼潤、寧靜、抑制作用。若是心氣陰陽不平衡，心陽虛，則心陽的溫煦作用降低，以致虛寒內生，發生畏寒怕冷、手腳冰涼等症狀，更嚴重者則有氣短、乏力、面白、口唇青紫、大汗淋漓等，故有此類症狀者，養生以溫補心陽為主。中醫認為，醋泡生薑有溫補心陽的功效，薑有宣發陽氣的功效，但其辛溫，需借助醋的收斂作用，使薑性味平和，以防其燥熱傷身。

醋泡生薑食療方

【材料】 生薑100克、陳醋200毫升。

【煮法】 將生薑切成均勻薄片，放入玻璃瓶內，加入醋，放在冰箱中。

【服法】 一周後即可食用，每天一次，每次二至四片。

【貼士】因生薑有升發陽氣的作用，上午陽氣升發，故應在上午食用。民間有「晚吃薑，如砒霜」，故晚上不宜吃薑。

除醋泡生薑外，民間也常用醋泡其他食物來防治某些疾病，推薦以下三個食療方：

1. 醋泡花生米

將花生米放到瓶子裏，倒入陳醋，淹過花生米，密封放入冰箱中，一周後即可食用。每天吃10至15粒。有助降低血壓、減少膽固醇、軟化血管、防治心血管疾病等。

2. 醋泡大蒜

將大蒜剝皮洗淨，用水浸泡一夜，瀝乾，放入玻璃瓶中，倒入陳醋，密封放入冰箱中，50天後即可，每天食用兩至三粒。有助增強免疫力、預防感冒等。

3. 醋泡洋蔥

洋蔥洗淨、去皮、切片，在微波爐中加熱兩至三分鐘，加入陳醋，放入冰箱，次日即可食用。有助排毒養顏、降低血糖、瘦身等。

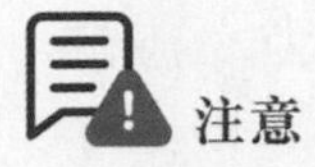

注意

用醋泡食物，切忌用塑膠容器，最好用三年以上陳醋，醋量以高過食物即可。不宜食醋者，也不宜食醋泡食物。

3 食老鴨滋陰消腫

吃老鴨比嫩鴨滋補身體，因此，在秋冬適合進補強身之季節，鴨肉為首選肉食。

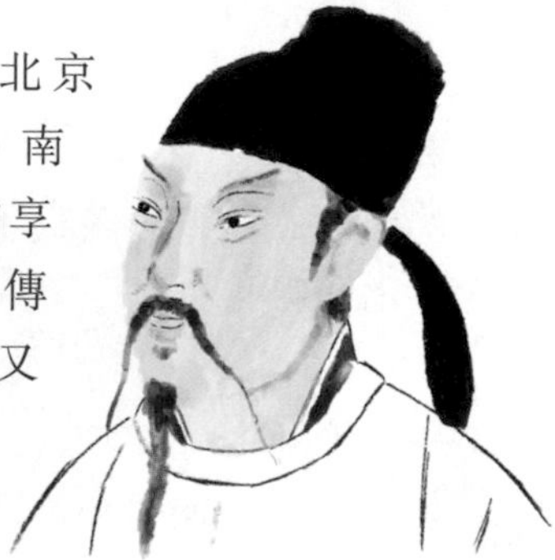

鴨子種類繁多，其中，高郵鴨、北京鴨、紹興鴨為「三大名鴨」。此外，南京鹽水鴨和北京烤鴨，皆以香醇適口享有盛名，並稱「南北二鴨」。四川的傳統名菜「太白鴨」，是既鮮美可口，又滋補養生的佳餚，這道菜以唐代大詩人李白（701年至762年，字太白）的字命名，話說李白幼年隨父遷居四川，喜吃該地之燜蒸鴨，當他入京做翰林後，曾將這道菜進獻給唐玄宗（685年至762年），唐玄宗食後大加稱讚，便問：「卿所獻之菜乃何物烹製？」李白答：「臣慮陛下龍體勞累，特加補劑耳。」李白所加的補劑是中藥枸杞、三七等，唐玄宗非常高興，即說：「此菜世上少有，可稱太白鴨。」

「太白鴨」由此成為四川名菜，流傳至今。

鴨肉營養豐富

我國第一部營養專著、宮廷藥膳食譜《飲膳正要》載:「鴨肉，味甘，冷，無毒。補內虛，消毒熱，利水道及治小兒熱驚癇」，由此可知，中醫認為，鴨肉有補虛等功效，認為其是滋補上品，適合體質虛弱、病後體虛、食慾不振、營養不良、發熱、大便乾燥、水腫等症狀者食用。現代營養學發現，鴨肉的營養成份豐富且優質，富含蛋白質、維他命、鈣、磷、鎂、硒、鐵等微量元素。此外，鴨肉還有以下特點和作用：

◎ 容易消化

鴨肉的脂肪酸，多為不飽和脂肪酸與低碳飽和脂肪酸，易消化和吸收。

◎ 利水消腫

老年人因新陳代謝減弱易出現生理性水腫如胖頭腫臉、腿腳變粗等，而鴨肉有「利小便、除水腫」等功效，常食有助消除水腫，如《本草逢源》所載「患水腫人用之最妥」。

◎ 防心血管病

鴨肉脂肪酸與橄欖油近似，有助降低膽固醇、預防心腦血管疾病和動脈粥樣硬化等；更富含煙酸和鉀，有助調節心率，保護心臟。

在文學巨著《紅樓夢》中，年事已高的賈母在冬夜裏說道：「夜長，不覺有些餓了」，鳳姐兒忙說：「有預備的鴨子肉粥」，豪門貴婦也食用看似普通的鴨肉粥，這因鴨肉粥是適合老年人食用之養生名方。老年人多虛不受補，食用牛肉、雞肉等肉類易上火，而涼補的鴨肉則不會出現這種情況，還可清虛火。若體質寒涼者，可先將米炒至微黃，使其性溫，和鴨肉同煮，以中和鴨肉的涼性，這樣，寒涼體質者也可食用鴨肉粥。

不同鴨種其養生功效稍有不同，如《本草綱目》載：「治水，利小便，宜用青頭雄鴨；治虛勞熱毒，宜用烏骨白鴨」，欲食鴨肉養生者須稍作注意。另，鴨肉的食法更多，但烤熏製鴨肉食品可能會含有致癌的苯並芘，不宜多食。

4 武則天的花膠湯

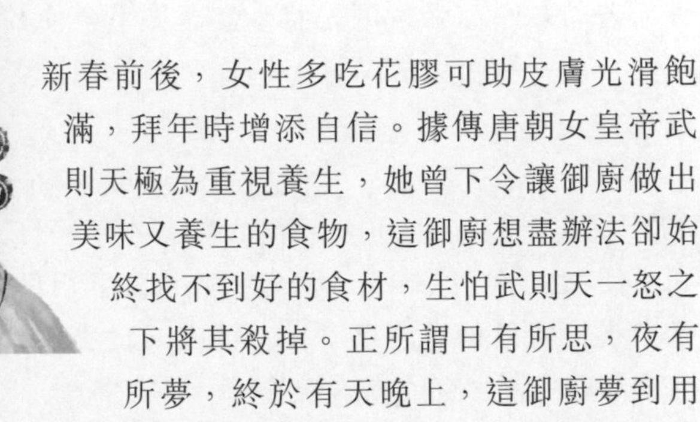

新春前後，女性多吃花膠可助皮膚光滑飽滿，拜年時增添自信。據傳唐朝女皇帝武則天極為重視養生，她曾下令讓御廚做出美味又養生的食物，這御廚想盡辦法卻始終找不到好的食材，生怕武則天一怒之下將其殺掉。正所謂日有所思，夜有所夢，終於有天晚上，這御廚夢到用花膠與鐵皮石斛做出美味無比的佳餚，第二天，他馬上將這道菜做出來，一嘗之下，果然美味，立即將此菜敬獻給武則天，武則天品嘗後極為滿意，厚賜那名御廚。

花膠乃海中人參

花膠是「八大海珍」之一，也是倍受推崇的養顏聖品，又名魚肚、魚鰾、魚膠、白花膠等，為石首魚科動物大黃魚、小黃魚或鰓魚科動物中華鱘、蝗魚等的魚鰾乾燥而成，魚鰾主要成份為黏性膠體高蛋白、黏多糖、多種維他命及鈣、鋅、鐵、硒等多種微量元素。花膠是與燕窩、魚翅齊名的高級補品，有「海中人參」之稱。

據《本草綱目》載：「鰾，止折傷血不止；鰾膠，燒存性，治婦女難產，產後風搐，破傷風痙；止嘔血，散瘀血，消腫毒。」現代中藥學認為：鰾，甘、鹹、平，養血止血，補腎固精，養生作用總結如下：

◎ 有促進精囊分泌果糖、為精子提供能量的作用。

◎ 能增強胃腸道的消化吸收功能，提高食慾，有利於防治食慾不振、厭食、消化不良、腹脹、便秘等病症。

◎ 能增強肌肉組織的韌性和彈力，增強體質，消除疲勞。

◎ 能滋潤皮膚，使皮膚細緻光滑，避免枯燥乾裂。

◎ 能增強腦與神經及內分泌功能，促進生長發育，提高思維能力和智力，維持腺體正常分泌，並可防治智力減退、神經傳導滯緩、反應遲鈍、小兒發育不良、產婦乳汁分泌不足、老年健忘失眠等。

市面上的花膠品質參差不齊，體厚的花膠含膠質豐富，為上品。花膠愈乾愈好，對着光照有透明感，質地潔淨，無血筋等物，色澤透亮為佳；受潮花膠灰暗無光澤，質次；如果色澤發黑則已變質，不可食用。花膠以形體平坦、完整、邊緣齊整為佳。需要注意的是，一些「搭片」，即將幾片小花膠敲壓製成一大塊，雖形體不小，也很厚，但質差，漲發性不足。

養陰花膠石斛湯

花膠的食法多種多樣，武則天喜食的花膠石斛湯，主養陰健胃。花膠的膠原蛋白豐富，具養血滋陰，養胃美肌；鐵皮石斛則含豐富植物膠質，具滋陰清熱、益胃生津、清肝胃火之效。

【材料】 石斛5至10克、豬瘦肉300克、花膠一件（約20克）、薑和食鹽適量。

【製法】
1. 花膠先用冷水浸泡24小時，再放入開水中，小火煮兩小時，然後離火放涼，再燒開水煮、放涼，直到花膠軟透，切成段狀;
2. 石斛洗淨，豬肉洗淨切塊，然後連同薑片一起放入燉盅燉兩小時，加入食鹽即可。

5 皇帝菜安心安神

茼蒿，是夏初的時令蔬菜，傳統認為，其有安心養神之效，合乎中醫「夏季養心」的養生觀，且夏吃茼蒿還可增食慾、助消化等，且又名「皇帝菜」，這因在古代，茼蒿曾是進貢給皇帝食用的宮廷佳餚。茼蒿與大詩人杜甫也有一段淵源。杜甫（712年至770年）是唐代大詩人，影響深遠，後人稱其為「詩聖」，稱其詩為「詩史」。他一生顛沛流離，卻心繫蒼生，故深受民眾愛戴。一次，有老百姓給飽受肺病困擾的杜甫做了一道茼蒿菜，這位大詩人吃後讚不絕口，人們為紀念杜甫，把這道菜稱為「杜甫菜」。

茼蒿，也叫蓬蒿、蒿子稈等。中醫認為，茼蒿味辛、甘，性平，入脾、胃經。茼蒿的藥用功效，早已受到醫家的重視。如唐代《千金要方》中載「(茼蒿) 安心氣，養脾胃，消痰飲，利腸胃」；宋代的《政和本草》稱其「安心氣，養脾胃，消水飲」；元代《飲膳正要》稱之「通利腸胃，安心氣，消水飲」；清代《隨息居飲食譜》稱之「清心養胃，利肺化痰」，這些記載，均認為茼蒿有安心功效。現代醫學研究證實，茼蒿含有揮發性的茼蒿精油，有養心安神、清熱解毒、補腦降血壓、減緩記憶力衰退等效用，正是吃茼蒿可養心安神之因。

中醫還認為茼蒿有寬中理氣、平補肝腎、調和脾胃、通利二便等功效，常用以輔助治療心悸、怔忡、失眠多夢、脾胃不和、食慾不振、腹瀉脘脹、心煩不安等。

此外，茼蒿有「天然保健品、植物營養素」之稱，這因其營養全面而豐富，據現代營養學分析，每100克茼蒿的可食部分中，約含蛋白質1.9克、脂肪0.3克、碳水化合物2.7克、膳食纖維1.2克、胡蘿蔔素1.51毫克，以及多種維他命和鈣、磷、鈉、鉀等微量元素。其所含氨基酸20種，包括賴氨酸、色氨酸、苯丙氨酸等八種人體必須的氨基酸。茼蒿除安心養神外，還有以下三大功效：

1. 消腫利尿

含多種氨基酸及鈉、鉀等礦物質，有助調節體內水液代謝、消除水腫、通利二便等。

2. 助消化增食慾

含膳食纖維，可促進腸道蠕動、增強消化功能，以及加快有害物質排出體外，通腑利腸、預防便秘；且含多種揮發性物質，可加快唾液分泌，消食開胃。

3. 消痰平喘

含維他命A，有助增強呼吸系統、抗病菌感染能力，且潤肺消痰；含芬芳揮發油和膽鹼等，有消痰平喘、疏鬱理氣、祛除口腔異味等作用。

總結來說，茼蒿含水量高、纖維細嫩、口感鮮脆、易消化吸收，有「蒿之清氣，菊之甘香」，尤適合腸胃功能較弱的老人和兒童食用。

注意

茼蒿辛香滑利，脾胃虛寒、腹瀉者等不宜食用。

6 最愛吃蟹的宋仁宗

宋仁宗趙禎，可算是中國史上最愛吃螃蟹的皇帝，甚至可稱其達到無法節制的地步，以致吃出病來。很多人不知道，螃蟹不僅不能多吃，而且還有許多禁忌。

宋仁宗（1010年至1063年）是北宋的第四位皇帝，12歲便登上皇帝寶座，自以為可以隨心所欲，便毫無節制地吃起他最愛的螃蟹。由於毫無節制，不久便出現頭昏眼花、四肢麻木、咳嗽吐痰、便秘等症狀，御醫診斷為食蟹過多所致的「風痰之症」，於是，劉太后便下令「蝦蟹海物不得進御」。吃不到螃蟹的小皇帝，便向身邊的宮女太監求助，可是無人敢違抗太后的命令，宮中的另一位太后楊太后於心不忍，便偷偷弄些螃蟹給小皇帝解饞，小皇帝因此對不讓自己吃螃蟹的劉太后心懷怨恨，對楊太后則滿懷感激。

宋仁宗因無節制地吃蟹而生病，這是意料中事；不僅螃蟹，任何食物，如不加節制食用的話，物極必反，吃過度都會危及人體健康，那麼，螃蟹到底該吃多少呢？

世界衞生組織建議，一般健康的成年人，每日攝取膽固醇上限只為300毫克，即一隻六両重的大閘蟹膽固醇量已接近每天300毫克上限。若膽固醇攝入過量的話，會提升心血管疾病和糖尿病的發病機率，而且，中醫認為螃蟹寒涼，進食過量會引起嘔吐腹瀉等，故食蟹最忌毫無節制。此外，但凡有痛風、糖尿、中風、心血管疾病、高膽固醇、對海鮮敏感等的人或是孕婦，都不宜吃大閘蟹。

如無上述高膽固醇等問題的健康成年人，我以保守之道建議每周最多吃兩次，每次以一隻為限。另外，吃螃蟹時，因其寒涼，還宜搭配生薑、黃酒和醋；中醫認為生薑性溫，有溫中散寒解毒的功效，可去腥，補螃蟹之寒涼；黃酒則性熱，活血驅寒，可以調和螃蟹之寒涼，且黃酒富含氨基酸和酯類物質，可暖胃除腥；醋則有殺菌之功效。

吃的禁忌

螃蟹除了不宜生食、多食之外，還有以下事項需要注意：

◎ 中醫認為，螃蟹性寒，故體質虛寒怕凍、脾胃虛寒、胃痛、腹瀉、傷風、發熱、十二指腸潰瘍、急慢性胃炎等患者不宜食用，因蟹不易消化，會加劇脾胃等不適。

◎ 民間認為，螃蟹與柿子、芹菜、梨、橙、石榴、番茄、西瓜、香瓜、花生、番薯、蜂蜜等食物相沖，同食會引起身體不適。

◎ 四清——蟹胃、蟹腸、蟹心、蟹腮，這四個部位含有致病菌及有害雜物，且無食用價值，宜先清除。另，吃螃蟹後一小時內不宜喝茶、啤酒，吃冷凍飲食，以免腹瀉、腹痛。

◎ 過敏體質者忌吃。

◎ 孕婦應少吃或不吃螃蟹。

◎ 痛風與膽結石患者慎食。

◎ 因螃蟹膽固醇含量較高，心血管病患者、血壓、血脂偏高者不宜多食。

◎ 忌吃死蟹，蟹死後體內的細菌會迅速繁殖，並在其體內產生組織胺（Histamine），積聚毒素，高溫也不易破壞，食後會出現噁心、嘔吐等症狀。

◎ 螃蟹宜現煮現吃，稍為放冷的熟螃蟹，需回鍋蒸透再吃，存放過久，則不宜食用。

◎ 感冒咳嗽未癒者也避免吃蟹。

7 朱元璋與瘦身荷葉茶

中國史上，除唐代以豐腴為美外，各朝均以苗條為美。

歷代宮廷中也流傳許多減肥瘦身秘方，如明朝建立後，因朱元璋猜忌功臣，一些大臣害怕會被無故加害，便用「荷葉灰減肥」，使自己變得消瘦裝病，避免上朝。中醫認為，荷葉味苦澀而性平，入於心、肝、脾經，有清暑利濕之效，可祛除體內痰濕、解決肥胖問題。荷葉中富含多樣的生物鹼，如蓮鹼、荷葉鹼和原荷葉鹼等，這些成份能擴張血管，加快微循環，還能對甘油三醇等脂質起到抑制作用，且荷葉有「降濁」的重要功效，能夠排除體內的濁物，起到減肥作用，故明太祖朱元璋的御醫戴思恭所著《證治要訣》也這樣載：「荷葉服之，令人瘦劣。」意指服用荷葉可使人身體消瘦。

宮廷「荷葉減肥」法

據明朝宮廷秘方記載，荷葉減肥法中，瘦身效果最強的為「荷葉灰方」：用米湯調服荷葉灰，每次6克，每日三次，連服一個月即可。荷葉灰是由荷葉所製的一種中藥，但為免四處尋找購買的麻煩，也可常吃荷葉粥或用荷葉沖茶飲等，均有瘦身之效。

現代人應酬多，多吃易肥，故有關減肥的方法層出不窮，但有許多減肥誤區，不僅達不到減肥效果，還可能威脅到健康，減肥誤區與原則如下：

◎ **誤區一：過度節食**

俗語說「吃飯減三口，健康伴你走」，是強調適量飲食對人體健康的重要，盲目地少吃或不吃來減肥，會讓身體誤以為自己已走到「彈盡糧絕」的地步，而人的身體是有自身防衛本能的，一旦以為處於飢餓狀態，身體燃燒的熱能就會急劇減少，從而讓身體不停儲存脂肪，反而愈是不吃愈胖。總之，過度節食減肥，會使人體力下降、運動量下降、營養素減少，從而引發一系列疾病，且節食停止後，體重易反彈，所以，世界衛生組織規定「健康減肥」的原則有三不：不節食、不乏力、不腹瀉。

◎ **誤區二：禁吃脂肪**

很多人都覺得減肥最大的敵人是脂肪，認為禁吃脂肪有利減肥，其實，適量脂肪是人體必須的營養素，在減肥過程中，脂肪有時還充當正面角色。脂肪在人體內氧化後，變成二氧化碳和水，放出熱量，是身體內熱量的重要來源。膳食中保持適量的脂肪，對減肥有一定益處，因脂肪可抑制胰島素和升糖素的分泌，促進機體對脂肪的利用，且碳水化合物攝入減少，易造成相對較多的脂肪在體內代謝不完全而產生一定量的酮體，酮體有抑制飢餓感的作用，被分解排出體外時，還可消耗一些熱量。

另外，適量的脂肪會使人產生飽腹感，使減肥者能較自然地接受低熱量膳食，而不覺得飢餓難耐，故減肥期間，應採用高蛋白質、低糖和適量脂肪的膳食，並不是禁吃脂肪。

◎ **誤區三：純水果減肥法**

許多人減肥只吃素食，甚至只吃水果，以單一種水果為三餐食物，拒絕肉、蛋、奶等脂肪；拒絕米、麵等碳水化合物，減少對食物的攝取量。這種方法或許可見瘦身效果，但長期如此可能造成營養不良，使人體所需的氨基酸、脂肪酸、脂溶性維他命和肉鹼等嚴重缺乏，導致皮膚乾燥、肌肉鬆弛、頭髮脱落、面色蒼白、反應遲鈍等，故有「減肥一月，衰老三年」之說，且絕大多數水果糖份過高，並非理想的減肥食物，有些吃多會致病。

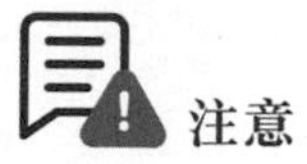

注意

每個人體質不一，宜先諮詢中醫師。

8 鮑魚通瘀壯陽

提起鮑魚，在民間流傳着「名菜助團圓」的故事，這道菜餚名叫「掌上明珠鮑魚」，相傳它與清代雍正帝有一段很深的淵源。

據傳，在雍正當上皇帝前，曾迷戀一個民間的漁家姑娘馮艷珠。後來雍正因處理皇室內部紛爭而離去，馮艷珠產下龍鳳胎，她根據雍正當時的留言，給孩子取名為「包玉」和「明珠」。幾年後，馮艷珠攜兒女進京尋找雍正，得知雍正已登上皇位，她便委託御廚送上「掌上明珠鮑魚」給皇上，雍正聽聞此道菜餚的由來，想起了當年的馮艷珠，於是召見馮艷珠進宮，一家人得以團聚。

每逢喜慶節日，很多人都會吃鮑魚。鮑魚，素有「一口鮑魚一口金」之説，古稱鰒魚，牠不是魚類，屬於海洋貝類。中醫認為，鮑魚有滋陰補養之功效，是一種補而不燥的海產。《食療本草》記載，鮑魚「入肝通瘀，入腸滌垢，不傷元氣。

壯陽，生百脈」。鮑魚營養價值極高，含有20多種氨基酸，每100克鮮肉，含蛋白質約23.4克、脂肪3.4克、無機鹽32毫克、鐵3毫克，還有相當量的碘、鋅、磷和維他命A、D、B1等。

助調理六種症狀

鮑魚是保健養身佳品，食鮑魚益處多，有助調理以下六種症狀：

1. 可平肝潛陽、解熱明目、止渴通淋，主治肝熱上逆、頭暈目眩、骨蒸勞熱、青盲內障、高血壓、眼底出血等症。

2. 有調經、潤燥利腸之效，可治月經不調、大便秘結。

3. 夜尿頻、氣虛哮喘、血壓不穩、精神難以集中者，適宜多吃。

4. 糖尿病患者，可用鮑魚作輔助治療，促進胰島素分泌，但必須配藥同燉才有療效。

5. 可治療頭昏眼花、高血壓及發熱引起的手足痙攣、抽搐等症。

6. 鮑魚還能滋養陰液，可降虛火，熬夜工作者，或過度疲勞、體力透支太甚的人，食鮑魚則效果明顯。

掌上明珠鮑魚

掌上明珠鮑魚造型美觀，鮮香可口，做法簡易。

【材料】 水發鮑魚（數量足夠切成12片用）；鴨掌12隻；鵪鶉蛋12隻；雞脯肉、青菜心、髮菜、芫荽莖、火腿絲、冬筍絲、雞蛋清（蛋白）、熟豬油和生粉各隨個人喜好適量；味精3克、紹酒2克、精鹽3克、清湯250克；葱、薑適量。

【煮法】
1. 將鮑魚切成片，用熱湯汆一下，用鮑魚片將火腿絲和冬筍絲，捲成喇叭形，用芫荽莖綑紮，裝入碗內；
2. 放葱、薑、精鹽、味精、紹酒及清湯，蒸十分鐘取出；
3. 鴨掌在沸水中煮20分鐘，雞脯肉剁成泥和雞蛋清放入盒內，加葱、薑和水打成糊後，用熟豬油拌勻；
4. 先取雞糊50克分為12份，抹在鴨掌上，再把煮熟去皮的鵪鶉蛋鑲在上面，蒸五分鐘取出；
5. 將鮑魚「喇叭卷」朝上放在盤子中間，青菜心用沸湯焯後圍在鮑魚的周圍，鴨掌分放在菜心外邊；

6. 餘下的雞糊搓成12個小丸子，沾上髮菜，蒸五分鐘取出，分放在鴨掌的空隙中間；
7. 在熱鍋裏添清湯、精鹽和味精，放生粉勾流水芡，澆在菜上即成。

9 乾隆愛吃連襟魚翅

傳説乾隆年間，一飯店老闆兩個如花似玉的女兒嫁給兩個廚藝高超的師傅，這兩位師傅之間即謂連襟。一次乾隆皇帝下江南微服私訪，路過此飯莊用餐，侍衛要老闆做一道吉祥富貴之菜，連襟二人左思右想，用雞湯煨了一勺白裏透亮的魚翅，蓋在大白菜上。此菜端上桌，乾隆食後讚不絕口，給它取名為「連襟魚翅」。

親朋在酒樓聚餐，其套餐內大多有魚翅坐鎮，魚翅作為海味八珍之一，不僅味道鮮美，且養顏益腎。

魚翅，即鯊魚鰭中的細絲狀軟骨，由鯊魚的胸、腹、尾等處的鰭翅切成絲乾製而成。中醫認為，魚翅味甘、性平，可清神、去痰、利尿、開胃、潤膚、養顏；能夠補五臟、長腰力、解肝鬱、活氣血、潤肌理。《藥性考》上説，「魚翅清痰，開胃進食」；《閩部食疏》上記載，「魚翅益氣開膈，抗毒長腰力」。

現代醫學認為，魚翅具有滋補養顏的功效，因它的主要成份是膠原蛋白，是蛋白質一種，據分析，每100克魚翅中含有蛋白質83.5克、脂肪0.3克、鈣146毫克、磷1169毫克、鐵56.5毫克及骨膠等成份，其中膠原蛋白含量佔粗蛋白含量的92%以上，而膠原蛋白具有滋養肌膚、美容養顏功效，故魚翅屬高級滋養補品，還對以下症狀有食療效果：

◎ 預防骨骼老化、防癌抗癌、延年益壽等。

◎ 促進新陳代謝、降血壓、抗動脈老化及凝血的作用。

◎ 可防治冠心病和心肌梗塞等心血管疾病，促進骨骼的形成和癒合，並對腫瘤和病毒有一定抑制作用。

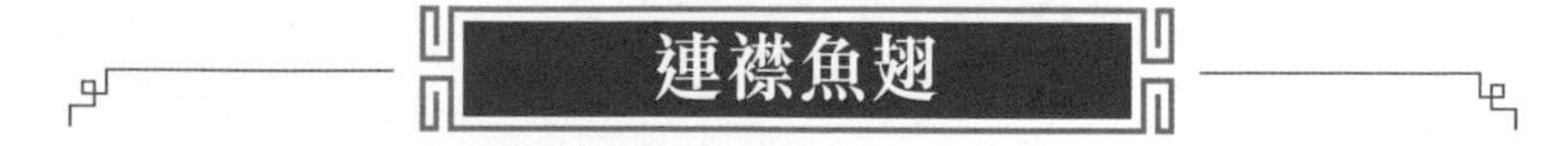

連襟魚翅

連襟魚翅可用於面色黯淡者，作滋養美顏用，故推薦給適用讀者。

【材料】 大白菜750克、魚翅750克、芫荽20克、火腿20克、雞湯500克、胡麻油50克、味精2克、鹽3克、醋5克、胡椒粉1克、澱粉15克、植物油50

克。

【煮法】嫩大白菜切開兩半，再順切四刀，放植物油煮炸後，加雞湯入籠中蒸；水發好的魚翅加湯入籠蒸透，白菜分放在十個魚翅盅內，魚翅等分十份，放在大白菜上，鍋裏加葱油燒熱，加入湯、調味料，用水澱粉勾芡，淋明油，澆在魚翅上，撒上火腿絲，即可食用。

不過，買了偽魚翅不僅不能達到其食療價值，還有可能危害人體健康。一般而言，可通過眼看、手摸、口嘗的方法鑑別，還有以下四種方法：

1. 色澤和透明度

真魚翅顏色純正，透明度高；假魚翅顏色渾濁。

2. 粗細觀察

泡發後，真魚翅的翅絲從根部開始，由粗變細；假魚翅因加工，呈現兩頭尖、中間細的外形。

3. 手感鑑別

真魚翅的彈性和韌性很強，用手掰時不容易折斷；假魚翅的彈性、韌性較差，用手一掰即斷。

4. 口感鑑別

泡發後，真魚翅之間沒有膠着感，嚼起來嫩滑如絲；假魚翅會膠着在一起。

10 節儉道光推崇豬肝

清道光帝是中國歷史上有名的節儉皇帝，他頒布聲色貨利論，言「常人惑之害及一身，人君惑之害及天下」，在衣食住行各個方面反對鋪張浪費。他身體力行，每日只點四盤菜，規定兩盤賞給軍機大臣，兩盤賞給內廷主事，但實際上內廷的兩盤不賞，自己留作晚膳用。甚至道光還讓大學士曹振鏞微服私訪，看哪裏有便宜飯菜。

價格便宜鮮味可口

曹振鏞在北京前門外福興飯莊發現一道豆腐燒豬肝，不僅味道鮮美可口，且價錢極便宜，只要四十文錢。道光聽後大驚，沒想到天下竟有這麼便宜的菜，當下傳話至御膳房，即日起每頓御膳只做一碗豆腐燒豬肝，別的一概免去。誰知內務府月底算總賬，這一道菜的成本竟花去二千両銀！道光氣得大摔賬本：「福興飯莊賣四十文錢一碗，為什麼朕這道菜卻花了這麼多銀子？以後把這一項開支也取消了，你們只須拿四十文錢到前門外福興莊跑一趟，給朕買來一盤就行啦。」

道光如此推崇這道菜，不僅因其價廉味美，更因其主菜是營養價值高的豬肝。眾所周知，豬肝能補血、明目，自古便是味美價廉的大眾食物。豬的肝臟發達，佔豬體重的1.5%至2.5%，含有豐富的蛋白質、維他命及鈣、磷、鐵、鋅等礦物質，營養價值很高，但食用豬肝時，要着重去除其殘留毒素。

適合缺鐵性貧血者

中醫認為，豬肝，味甘、苦，性溫，歸肝經，有補肝、明目、養血的功效。現代醫學證實，豬肝具有以下保健作用：

◎ **明目護膚**

每99克可食用豬肝含維他命A為4972微克，超過奶、蛋、肉、魚等，具有維持人體正常生長和生殖機能的作用，且可改善眼睛疲勞、乾澀，維持皮膚上皮細胞活性。

◎ **防止肝病**

豬肝富含維他命C和硒，可增強人體免疫力、抗氧化、防衰老，並能抑制腫瘤細胞的產生，也可防止急性傳染性肝炎。

◎ **排毒解毒**

豬肝中的維他命B2可補充機體重要的輔酶，完成機體對一些有毒成份的去毒作用。

◎ **改善貧血**

豬肝鐵含量高，每99克含鐵22.6毫克，可調節和改善貧血病人造血系統的生理功能。此外，有報道還表明，豬肝可預防和治療心絞痛。

豬肝尤其適宜氣血虛弱、面色萎黃、缺鐵性貧血者食用，肝血不足導致的視物模糊不清、夜盲、眼乾燥症及小兒麻疹患者也可食用，但豬肝含有較大量膽固醇，故心血管疾病患者應少食。

豬肝中的維他命A是脂溶性的，不易從體內排出，攝入過量可能導致噁心、嘔吐、頭痛、嗜睡、視線模糊等維他命A中毒症狀，甚至導致胎兒骨骼生長異常，故孕婦應少食豬肝。個人建議，健康成人一天吃豬肝量不應超過50克，一周食用一次即可。

反覆清洗徹底煮熟

動物肝臟是動物體內重要的解毒和代謝器官，豬肝可謂豬體內最大的「解毒器」和「毒物中轉站」，各種有害的代謝產物、重金屬、獸藥農藥等都在此經過代謝、轉化、解毒並排出體外，故豬肝中存有積累代謝產生的毒素，若不徹底清除，人食後可能對健康造成危害。建議清洗豬肝的方法：

1. 新鮮豬肝在自來水龍頭下沖洗十分鐘；

2. 切片後再放入水中浸泡30分鐘，反覆換水，至水清為止，浸泡以淡鹽水為佳；

3. 烹飪時間不宜過短，一定要加熱至全熟變成褐色為止。

特別加載

中醫藥抗疫新知

1 新冠疫情下「三七」防瘀滯

在新型冠狀病毒疫情的影響下，很多人很久沒有外出鍛煉，加上冬至春初，人之機體易瘀滯，使原本身體氣血運行不佳，尤其血瘀體質者，氣血更易瘀滯，此時宜以多做運動、曬太陽、泡腳等，以防瘀滯。若仍出現血瘀體徵，如舌下絡脈紫暗、舌質紫黯、口唇和膚色黯淡等，可在中醫指導下，適量服三七，用作化瘀、補血等。

三七，又名田七、金不換等，主要產於雲南、廣西等地。三七這一名稱的來源説法很多，如有説每株三七有三個葉柄、每個葉柄有七個葉片，故名「三七」；還有認為是因其三分喜陽、七分喜陰。明代大醫學家李時珍認為三七「或云本名山漆，謂其能合金瘡，如漆黏物」，即三七本命山漆，將其敷於傷口，就像漆一樣黏住傷口，止血迅速，因山漆和三七諧音，久而久之便稱作三七。無論如何得名，三七都是必不可少的珍貴藥材，如《本草綱目拾遺》稱：「人參補氣第一，三七補血第一，味同而功亦等，故稱人參三七，為中藥中之最珍貴者」，所以三七又被稱作「參三七」。著名的中成藥「雲南白藥」和「片仔癀」，皆以三七為主要原料。

生用消腫熟用補血

民間認為「一勺三七粉，渾身百病消」。中醫認為，三七味甘、微苦、性溫，歸肝、胃、心、肺、大腸經；《本草綱目》稱:「三七止血、散血、定痛」;《玉楸藥解》稱「三七和營止血，通脈行瘀」;《本草新編》則稱:「三七根，止血之神藥也。無論上、中、下之血，凡有外越者，一味獨用亦效，加入補血補氣藥則更神」，由此可知，三七的主要功效有散瘀止血、消腫定痛等，主要用於治療咯血、吐血、便血、胸腹刺痛、跌撲腫痛等。現代藥理研究發現，三七含有多糖、脂肪油、生物鹼、甾體，以及鈉、鎂、鐵等微量元素，有滋補強身、擴張冠脈血流量、抗衰老、降血脂、降血糖、調節機體免疫等功效。

關於三七的功效，民間有「生消熟補」之說。「生消」主要是指生用三七，止血活血、散瘀消腫等；「熟補」則是指熟三七補血強身、提高免疫力等。三七的生熟功效，差別如此之大，主要是因為其所含的成份發生了變化，如生三七的止血功效，是因其所含的三七皂苷，有降低血小板表面活性，抑制血小板黏附與集聚等；而三七高溫炮製後，三七皂苷和總黃酮等成份被破壞，使其止血化瘀的功能減弱，而使其補血、生血的作用增強。

無瘀者忌用

三七除了生熟功效不同之外，其用法也需注意。如用生三七養生防病，若體內無瘀，則不可用，《本草從新》中說：「三七能損新血，無瘀者勿用」，因此，服用三七前，需從以下幾個方面，判斷是否身體有瘀：面部有斑、黑眼圈、嘴唇暗紫、身體有部位長期刺痛、身體易出現青紫斑痕、記憶力差等，若自己無法確定，則宜先諮詢中醫師。

三七即使再好，也是中藥，不比其他藥食兩用的食物，因此，不宜長期食用，也不宜多食，每次3至5克即可。此外，經期孕期女性，內火過旺、風熱感冒者、兒童等，均不宜食用三七。另，判斷三七粉真偽，可將其灑在豬紅上，若豬紅化為血水，則為正宗三七。

2 康復期調理名湯

本港的疫情嚴重，幸好，絕大部分人自我隔離後得以康復，但有什麼湯水，能助人加速康復呢？中醫指「正氣內存，邪不可干」，故該病的預防和病癒後調理，皆以扶正（即增強免疫力）、祛邪為主，而沙參玉竹湯最為推介。理由有三：

1. 沙參不僅有清肺潤肺等功效，還是治療肺纖維化的臨床常用中藥；

2. 玉竹具有補而不膩等特點，適合病後補養調理身體；

3. 沙參玉竹等配伍，相得益彰，效果更好。

◎ **沙參**

自古便是清肺熱、補肺氣等的常用中藥，如《本草綱目》載：「沙參甘淡而寒，其體輕虛，專補肺氣，因而益脾與胃」。中醫認為，沙參味甘，性微寒，歸肺、胃經，有養陰清熱、潤肺化痰、益胃生津等功效，常用於治療陰虛久咳、燥咳痰少、虛熱喉痹、津傷口渴、胃陰不足等。沙參有南北之分，北沙參長於補肺氣養胃陰、調節免疫力等，適合熱病或久病陰虛內熱等者病後調補，故本方（見表）採之。

更為重要的是，現代醫學實驗研究發現，沙參對於肺纖維化，有良好的防治作用，在臨床上，沙參也是治療肺纖維化的常用藥。雖然，其作用機理還有待進一步研究，但對新冠患者來說，沙參不失為一劑良藥。

◎ **玉竹**

百合科植物玉竹的根莖，其味甘，性微寒，歸肺、胃經，《本草綱目》稱玉竹「治虛勞寒熱，瘧瘧及一切不足之症，用代參（人參）耆（黃耆），不寒不燥，大有殊功」，即用玉竹來代替人參和黃耆，用於治療虛勞寒熱等症，收效甚大。玉竹的主要功效有養陰潤肺、益胃生津等，常用於治療肺虛乾咳、心煩口渴、消化不良等。

感染新冠病癒後，身體往往會正氣虛弱、餘邪未淨，此時需盡快補充體力、恢復健康，但也宜緩不宜速，因病後身體虛弱，以防虛不受補。《神農本草經》將玉竹列為上品，為高級滋補品，且質柔而潤，補而不膩，故適合病後調補。

沙參玉竹湯

中醫認為，玉竹功效甚緩，將之與沙參配伍，則相得益彰，兩者皆可發揮出更好的潤肺養胃等功效。沙參玉竹湯有助補益氣陰、清肺化痰、促進呼吸疾病康復等，適宜新冠癒後調理身體飲用，尤其是氣陰兩虛者，出現微咳有痰、咽喉不適、神疲乏力、納差、大便不暢等症狀者作調養用。

【材料】 北沙參20克、玉竹20克、南北杏各十克、蓮子25克、雪梨或鴨梨（帶皮）兩個、百合20克、白果12顆、乾黑木耳五克、陳皮一塊、馬蹄十粒、白蘿蔔（帶皮）400克。

【煮法】 將以上諸味洗淨，加入適量清水，煎煮30分鐘即可；也可加入適量瘦肉，大火煮沸後，再中火燉煮90分鐘左右即成。

【服法】 此方用料也可酌情加減，上述材料為二至三人的份量，一周食用一至兩次即可。

注意

食療方重在調養，不能代替藥物治療，且食療也需有節，不可過量食用。

3 參杏豬肺湯治肺脾兩虛

對於肺脾兩虛的新冠康復者，宜食用參杏豬肺湯調理。

肺脾兩虛者可能有自汗、氣短、神疲乏力、納少、偶有咳嗽等症狀，故調理身體，當以恢復肺脾功能為主，宜飲用參杏豬肺湯調補，其主料為黨參、杏仁、豬肺等。

◎ **黨參**

又叫上黨參、黃參、中靈草等，是傳統益肺、健脾的常用藥。中醫認為，黨參味甘酸、性平、無毒，歸脾、肺經，有補中益氣、健脾益肺、和胃生津、祛痰止咳等功效。《本草正義》稱黨參的可貴處在於「健脾運而不燥，滋胃陰而不濕，潤肺而不犯寒涼，養血而不偏滋膩，鼓舞清陽振動中氣，而無剛燥之弊」，且「尤為得中和之正」，故黨參常用於治療肺虛喘咳、脾胃虛弱、氣短、乏力、心悸、食少等症。

現代醫學發現，黨參含有多糖、炔苷、生物鹼、三萜類、苯丙素類等成份，有調節腸胃和免疫功能，以及抗氧化、抗腫瘤等多種功效。

不過，黨參也有不足之處，其藥效較弱，難以持久，故需與其他藥物配伍，以增療效，但正因此，黨參適合身體虛弱者補益身體食用，如《本草從新》所述：「用以調補，甚為平安。」

◎ **杏仁**

有甜杏仁和苦杏仁之分，甜杏仁多為食用，而藥用杏仁則通常為苦杏仁。中醫認為，杏仁性微溫，味苦，有小毒，歸肺、大腸經，其味苦而降，能宣肺氣而止咳平喘，潤腸而通利大便，還有利氣化濕、消食化積、行血祛瘀等多種功效。

由於苦杏仁有小毒，故用量宜嚴格控制，一般為3至10克。杏仁所含的苦杏仁苷和苦杏仁酶，可水解為氫氰酸，量少則可止咳等，過量則會引起呼吸衰竭等。

◎ **豬肺**

豬肺除可「以形補形、以肺補肺」外，中醫認為，豬肺味甘、性平，入肺經，《本草綱目》稱其「療肺虛咳嗽，嗽血」，有補虛、止咳、止血等功效。此外，豬肺還含有蛋白質、脂肪、鈣、磷、鐵、維他命B1和B2等，營養豐富，但《隨息居飲食譜》稱，「豬之臟腑，不過為各病引經之用，平人不宜食之」，即豬肺可作用於病所，使其易於接受藥物影響，因此，豬肺只宜病人調理身體食用，於健康者則不宜，而且，豬的「腸胃垢穢可憎，而肺多涎沫，心有死血，治淨匪易，烹煮亦難」，故豬肺在食用前，宜氽水洗淨。

參杏豬肺湯

【材料】 豬肺500克、黨參50克、杏仁五克、芫荽、生薑等適量。

【煮法】 將豬肺洗淨切塊，去除喉管等，先在沸水中煮幾分鐘，撈出，用清水沖洗至無浮沫，再與黨參、杏仁、薑片同煮。大火煮沸後，再小火煮90分鐘左右，放入切碎的芫荽，即成。

【服法】 此為二至三人份量，一周食用一至三次即可，不宜多食。

4 地麥排骨湯治肺胃兩虛

新冠的「氣陰兩虛」和「脾肺兩虛」患者，其病癒後的調理，宜分別用沙參玉竹湯和參杏豬肺湯，而另一類新冠「肺胃兩虛」患者，則建議飲用地麥排骨湯，以肺胃同調、養陰潤燥。肺胃陰虛者的症狀主要有：口鼻乾燥、乾咳少痰、心煩不眠、大便乾結等。針對這些症狀，可用生地、麥冬、白蘿蔔和豬排骨等為主料的地麥排骨湯，有助大大緩解。

◎ **生地**

生地，即生地黃，又名乾地黃、懷地黃等，《神農本草經》將之列為上品，李時珍對其評價也頗高，認為「服之百日面如桃花，三年輕身不老」；中醫認為，生地味甘、苦，性寒，歸心、肝、腎經，其主要功效為清熱涼血、養陰生津、養血等；因其甘寒質潤、滋陰降火，傳統中醫常用其治療溫病後期餘熱未盡、邪伏陰分、病熱傷陰等，以及出現壯熱煩渴、陰虛火旺、口乾咽燥、煩渴多飲等症狀。

此外，《神農本草經百種錄》載「地黃，專於補血，血補則陰氣得和而無枯燥拘牽之疾矣」;《本草經疏》稱生地為「補腎家之要藥，益陰血之上品」。現代藥理研究發現，生地含有 β-谷甾醇、甘露醇、梓醇、地黃素等，有抗炎、降血糖、強心、保肝，利尿等作用。

◎ **麥冬**

又名麥門冬、寸冬、寸麥冬等。中醫認為，麥冬味甘、微苦，性微寒，歸胃、肺、心經，有潤肺養陰、益胃生津、清心除煩等功效。麥冬甘補質潤，為滋養清潤之品，《神農本草經》認為麥冬是養陰潤肺的上品；《本草分經》稱其「潤肺清心、泄熱生津、化痰止嘔、治嗽行水」，常用於治療肺燥乾咳、陰虛勞嗽、熱傷胃陰、內熱消渴、心煩不眠等。現代醫學研究發現，麥冬含有甾體皂苷類、高異黃酮類、多糖類、揮發油等，有抗疲勞、清除自由基、增強免疫力、降血糖等功效。

由上述可知，生地和麥冬皆為質潤之品，適合新冠患者康復期調補身體，傳統方藥也常將兩者配伍用，故這兩味中藥是地麥排骨湯主料，該湯用料還有白蘿蔔和豬排骨等，作用如下：

◎ **白蘿蔔**

味辛、甘，性涼，入肺、胃經，《本草綱目》稱其為「蔬中最有利益者」，其功效為下氣寬中、消積導滯等，主要用於利五臟、治咳嗽、助消化吸收等。

◎ **豬排骨**

味甘、鹹，性平，入脾、胃、腎經，有滋陰潤燥、益精補血等功效，還可為人體補充優質蛋白質、脂肪，以及豐富的鈣質等。

地麥排骨湯

【材料】 生地5克、麥冬15克、排骨200克、白蘿蔔100克、大葱15克。

【煮法】 將生地、麥冬和排骨同燉至七成熟，再將洗乾淨切塊的白蘿蔔、切段的大葱（有助通陽助運、醒脾化濕），放入鍋中同煮，待蘿蔔熟透，加鹽調味即完成。

【服法】 上述為一至二人份量，每周一至三次即可，以佐餐用。

【功效】 潤肺、益胃、健脾、養陰潤燥等。

宮廷走一圈，跟着帝王去養生

作　　者	李思齊教授、文芊
編　　輯	關詠文
設　　計	Garfield Tseng
出版經理	余佩娟、關詠賢
插　　畫	Garfield Tseng
出　　版	信報出版社有限公司 HKEJ Publishing Limited 香港九龍觀塘勵業街11號聯僑廣場地下
電　　話	(852) 2856 7567
傳　　真	(852) 2579 1912
電　　郵	books@hkej.com
發　　行	春華發行代理有限公司 Spring Sino Limited 香港九龍觀塘海濱道171號申新証券大廈8樓
電　　話	(852) 2775 0388
傳　　真	(852) 2690 3898
電　　郵	admin@springsino.com.hk
	台灣地區總經銷商 永盈出版行銷有限公司 台灣新北市新店區中正路499號4樓
電　　話	(886) 2 2218 0701
傳　　真	(886) 2 2218 0704
承　　印	美雅印刷製本有限公司 香港九龍觀塘榮業街6號海濱工業大廈4樓A室
出版日期	2023年3月 初版
國際書號	978-988-75278-7-9
定　　價	港幣138／新台幣690
圖書分類	醫療養生、中醫保健

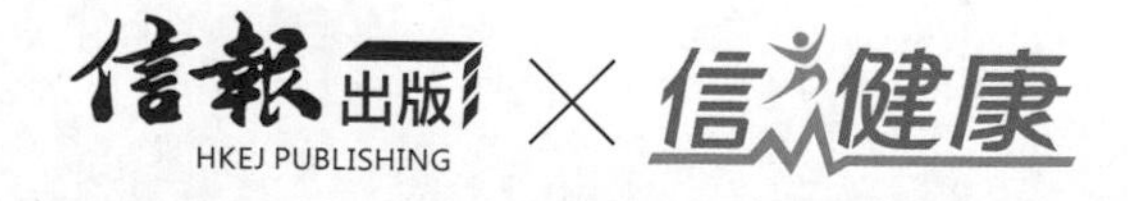